Ilhan Ilkilic

Begegnung und Umgang mit muslimischen Patienten

Zentrum für Medizinische Ethik

Medizinethische Materialien

Heft 160

herausgegeben von

Prof. Dr. Burkard May
Prof. Dr. Hans-Martin Sass
Prof. Dr. Michael Zenz

ILHAN ILKILIC

Begegnung und Umgang mit muslimischen Patienten

Eine Handreichung für die Gesundheitsberufe

4. überarbeitete Auflage

Mit Förderung durch

Interfakultäres Zentrum für Ethik in den Wissenschaften (IZEW), Universität Tübingen

Robert Bosch Stiftung

Zentrum für Medizinische Ethik (ZME), Ruhr-Universität Bochum

Bibliografische Information Der Deutschen Bibliothek
Die Deutsche Bibliothek verzeichnet diese Publikation in der Deutschen Nationalbibliografie; detaillierte bibliografische Daten sind im Internet über http://dnb.ddb.de abrufbar.

Ilkilic, Ilhan: *Begegnung und Umgang mit muslimischen Patienten. Eine Handreichung für die Gesundheitsberufe*, vierte überarbeitete Auflage, Bochum 2005.

1. Auflage Juli 2003, Tübingen
4. überarbeitete Auflage Januar 2005, Bochum

Titelbild: Hasan Aycın

Bestellung: Zentrum für Medizinische Ethik
Institut für Philosophie GA 3/53
Ruhr Universität Bochum
D-44780 Bochum

E-Mail: Med.Ethics@ruhr-uni-bochum.de
Tel.: 0234-32 22750
Fax: 0234-32 14598

Schutzgebühr: 3 €, zzgl. Versandkosten
Bankverbindung: Zentrum für Medizinische Ethik
Sparkasse Bochum
Kto. Nr.: 133 189 035
BLZ: 430 500 01

ISBN 3-931993-38-8

Zum Wohl des Patienten

Das Wohl des Patienten gilt in allen Arztkulturen als das oberste Gebot und die Respektierung dieses Gebots wird auch von Patienten aller Kulturen und den Qualitätsnormen der modernen Medizin erwartet. Krankheitsbilder sind uniform und lassen sich klassifizieren, Patienten aber sind nicht uniform und dürfen nicht anhand ihrer Krankheiten schematisch klassifiziert werden. Jeder erfahrene Arzt weiß, dass sich eine erfolgreiche Behandlung nicht auf die Behandlung der Symptome der Krankheit beschränken darf, dass das Gespräch vom Patienten erwartet wird und dazu gehört, dass Patienten unterschiedlich auf Krankheiten, Schmerzen und Behinderungen reagieren, dass ihre Compliance unterschiedlich ist und dass Familien und Freunde Krankheiten ebenso unterschiedlich verarbeiten wie Patienten selbst.

Bei der patientenorientierten Behandlung und Begleitung in Praxis und Klinik spielt deshalb das ‚Wertbild' der Patienten eine ebenso wichtige Rolle wie das ‚Blutbild' und andere ‚bildgebende' diagnostische Verfahren. Der moderne Arzt, das moderne Krankenhaus, das moderne Pflegeteam sollen nicht nur Symptome behandeln, sondern den ganzen Menschen begleiten und, wenn möglich, heilen. Die Integration des Wertbildes und Weltbildes von Patienten in Differentialdiagnostik, Prognose und Therapie kommt aber nicht nur wegen der begrenzten Ressourcen von Zeit und Geld häufig zu kurz, sondern auch weil Ärzten und ihren Mitarbeiterinnen und Mitarbeitern Informationen und Erfahrungen mit nicht alltäglichen Wert- und Weltbildern fehlen.

Dr. med. Dr. phil. Ilhan Ilkilic hat Medizin, Philosophie und Medizinethik in der Türkei und in Deutschland studiert. Er fasst in dieser Broschüre den Ertrag jahrelanger medizinethischer, klinischer und islamwissenschaftlicher Studien für den ärztlichen und pflegerischen Alltag zusammen.

Diese Handreichung ist praxisorientiert und diskutiert wichtige ethische, medizinische und menschliche Konfliktfelder im Umgang mit dem muslimischen Mitbürger für alle, die sich beruflich mit der Pflege von Gesundheit und Behandlung von Krankheit und Schwäche bei den fast vier Millionen Muslimen in Deutschland befassen. Er skizziert islamische Gesundheits- und Krankheitsbegriffe, Einstellungen zu Geburt, Krankheit und Tod, und zentrale Glaubensinhalte, die in unterschiedlicher Weise, konservativ oder liberal, Wertbild und Weltbild muslimischer Mitbürger prägen.

Diese Broschüre gehört in die Hand aller, die pflegerisch und medizinisch für muslimische Patienten verantwortlich sind, insbesondere auch in die pflegewissenschaftliche und medizinische Aus- und Fortbildung.

Bochum, im Dezember 2004
Prof. Dr. phil. Hans-Martin Sass
Zentrum für Medizinische Ethik
Ruhr-Universität Bochum

INHALTSVERZEICHNIS

Vorwort

Dass die religiösen und kulturellen Prägungen das Wahrnehmen einer Erkrankung und somit die Entscheidungen und Haltung des Patienten unmittelbar beeinflussen, ist ein bekanntes Phänomen. In Westeuropa leben ca. 14 Millionen Muslime, mehr als drei Millionen davon in Deutschland. Unter diesen ist der Anteil der türkischstämmigen Muslime am größten. In manchen Krankenhausstationen machen die muslimischen Patienten bis zu 30% der Patienten aus. In Arztpraxen und Krankenhäusern begegnet man täglich Verständigungsschwierigkeiten und Interessenkonflikten auf unterschiedlichen Ebenen zwischen den Ärzten, dem Pflegepersonal und muslimischen Patienten. Analyse und Bewältigung dieser Probleme erfordern eine „gelungene Kommunikation" und „interkulturelle Kompetenz". Ferner setzt ein angemessener Umgang mit diesen Konflikten Grundkenntnisse über den islamischen Glauben und dessen praktische Konsequenzen im Krankheitsfall voraus. Ziel dieser Handreichung ist es, Informationsdefizite der Ärzte und des Pflegepersonals sachgemäß zu beheben und somit eine gewisse Orientierung im Umgang mit muslimischen Patienten zu ermöglichen.

Die islamischen Pflichten werden von den Muslimen unterschiedlich wahrgenommen und praktiziert, so dass im Alltag eine große Spannbreite persönlicher Frömmigkeitsformen entsteht. Diese unterschiedlichen Religiositätsformen führen auch in der medizinischen Praxis zu verschiedenen Präferenzen und Prioritäten. Für säkulare Muslime haben die islamischen Vorschriften kaum eine praktische Bedeutung. Aber es gibt auch viele Muslime, die ihr Leben mit hoher Aufmerksamkeit nach den islamischen Wertvorstellungen und Handlungsnormen ausrichten. Zudem fließen unterschiedliche Sitten, Volksglaube und traditionelle Praktiken in mögliche Verhaltensformen im Krankheitszustand ein. Eine Erörterung aller Handlungsweisen innerhalb dieser Kultur ist im Rahmen dieser Handreichung nicht möglich. Aus pragmatischen Gründen werden hier die für die medizinische Praxis wichtigsten, auf den islamischen Glauben zurückzuführenden Wertvorstellungen und Verhaltensformen behandelt.

Im ersten Kapitel werden die Grundlagen, Glaubensprinzipien und Grundpflichten des Islam skizziert. Krankheitsverständnis und Krankheitsdeutungen eines Muslims bzw. einer Muslimin und die Bedeutung der Medizin sind Gegenstand des zweiten Kapitels. Das dritte Kapitel widmet sich häufigen Konfliktfeldern in der Praxis. Das letzte Kapitel behandelt die Lebensphasen und die sie begleitenden muslimischen Praktiken, die für die medizinische Praxis von Interesse sein könnten. Im Anhang wird eine weiterführende Bibliographie zu den Themen Islam, Migration und Gesundheit angeführt. Hier sind auch die Adressen muslimischer Dachverbände und wissenschaftlicher Institutionen sowie offizieller Behörden zu finden. Weiterhin ist eine Liste der Friedhöfe in Deutschland, die ein muslimisches Gräberfeld haben, enthalten. Die zentralen Fachbegriffe werden in einem Glossar erklärt.

Im Text wird oft die männliche Sprachform als Sammelbegriff verwendet, sie soll aber beide Geschlechter einschließen. Bei den Fachbegriffen werden oft die arabischen Wörter übernommen. Falls es im Türkischen davon abweichende Wörter gibt, werden beide Sprachen zusammen genannt und mit Abkürzungen (*arab.* für Arabisch und *türk.* für Türkisch) kenntlich gemacht. Für eine einfache Lesbarkeit wird auf spezielle Umschriften des Arabischen verzichtet.

Diese Handreichung ist im Rahmen eines von der Robert Bosch Stiftung geförderten Forschungsprojektes am Interfakultären Zentrum für Ethik in den Wissenschaften (IZEW) der Universität Tübingen entstanden. Der Verfasser dankt der Robert Bosch Stiftung für die Finanzierung dieses Projekts und Herrn Jürgen Krauth für die konstruktive Projektbetreuung. Herzlicher Dank gebührt Prof. Dr. Monika Habermann (Pflegewissenschaft, Hochschule Bremen), Prof. Dr. Lutz Richter-Bernburg (Islamwissenschaft, Universität Tübingen), Prof. Dr. Hans-Martin Sass (Philosophie, Ruhr-Universität Bochum) und Prof. Dr. Dr. Urban Wiesing (Medizin und Philosophie, Universität Tübingen), die die wissenschaftlichen Berater des Projekts waren. Prof. Dr. Eve-Marie Engels, der Sprecherin des IZEW, danke ich für ihre freundliche Unterstützung und Christoph Baumgartner, Dr. Thomas Potthast, Dr. Olaf J. Schumann und Ulrike Siegmund für fruchtbare Zusammenarbeit. Hildegard Garmer danke ich für ihre wertvollen Vorschläge und Empfehlungen während des Projekts. Ebenso danke ich Ajnur Jusufoska, die als studentische Hilfskraft viel geleistet hat. Nicht zuletzt möchte ich den Ärzten, Krankenpflegern, Krankenschwestern, Hebammen, Krankenpflegeschülern und Medizinstudenten danken, die in der Prä-Testphase durch ihre Kritiken und Vorschläge diese Handreichung verbessert haben.

Tübingen, im Juni 2003
Ilhan Ilkilic

Vorwort zur vierten Auflage

Die Tatsache, dass drei Auflagen dieses Buches innerhalb eines Jahres vergriffen waren, zeigt nicht nur das große Interesse an dieser Thematik, sondern ist auch ein Nachweis für ein Informationsdefizit in der medizinischen Praxis. Bei dieser Gelegenheit möchte ich mich bei den Lesern für ihr großes Interesse und für die positive Resonanz der Angehörigen von Gesundheitsberufe sowie den Medien bedanken, die mich motiviert haben, diese Handrcichung für eine vierte Auflage zu überarbeiten.

Diese vorliegende neue Auflage wurde unter Berücksichtigung der Hinweise und Anmerkungen von KollegInnen und Lesern intensiv überarbeitet. Die praxisorientierten Informationen im Anhang sind aktualisiert bzw. vervollständigt. Es wurden einige Fallbeispiele aus der Praxis in den Anhang neu aufgenommen und relevante Arbeitsfragen beigefügt. Diese Fallbeispiele können die Konfliktfelder für Leser konkretisieren und im Unterricht bzw. in Fortbildungen als Arbeitsmaterial genutzt werden. Hinzugefügt wurden auch ein Verzeichnis von Gesundheitsseiten im Internet, welche Muslime über Gesundheits- und Krankheitsthemen in ihrer Muttersprache, also türkisch, persisch und arabisch informieren. Für Mithilfe bei der Sammlung, Recherche und Analyse dieser Seiten danke ich Dr. Azra Pourgholam-Ernst und İrfan İnce.

Von Beginn an hat diese Arbeit vom Forschungsprojekt „Gesundheitsmündigkeit“ als Teilprojekt des von der Deutschen Forschungsgemeinschaft geförderten Projekts „Kulturübergreifende Bioethik“ profitiert. Der DFG und allen Mitgliedern dieser interdisziplinären Forschergruppe danke ich herzlich. Besonderer Dank gilt Herrn Prof. Dr. Hans-Martin Sass, der dieses Projekt in seinem ganzen Ablauf nicht nur fachlich, sondern auch persönlich engagiert unterstützt und gefördert hat. Prof. Dr. Burkard May, dem Vorsitzenden des Zentrums für Medizinische Ethik an der Ruhr-Universität Bochum danke ich für die Bereitstellung der Ressourcen des Zentrums. Juliane Brenscheidt, Hüseyin Inam und Andreas Rohden danke ich für die kritische Durchsicht und Anregungen. Nicht zuletzt möchte ich der Robert Bosch Stiftung danken, die sowohl das Projekt, in dem diese Handreichung entstanden ist, als auch diese vorliegende vierte Auflage großzügig finanziell unterstützt hat. Jürgen Krauth von der Robert Bosch Stiftung danke ich für die konstruktive Zusammenarbeit.

Bochum, im Dezember 2004
Ilhan Ilkilic

KAPITEL 1

DER ISLAM, SEINE GRUNDLAGEN UND HAUPTQUELLEN

Zusammenfassung

Islam bedeutet Hingabe zu Gott und ein *Muslim* ist derjenige, der sich Gott hingegeben hat und sich (mit Ihm) im Frieden befindet. Der Koran ist das Heilige Buch und die Hauptquelle des Islam. Die Entscheidungen, Empfehlungen und Lebensweise des Propheten Muhammed (*Sunna*) gelten als Verdeutlichung und praktische Ergänzung des Korans. Er gilt als Vorbild für die Muslime in allen Lebensbereichen.

Die sechs islamischen Glaubensprinzipien lauten:

Glaube an Gott
- an die Engel
- an die heiligen Bücher
- an die Propheten
- an das Jenseits
- an die Vorherbestimmung (*Qadar*)

Die fünf islamischen Grundpflichten („*Die fünf Säulen des Islam*“) lauten:

- Ablegen des Glaubenszeugnisses (*Schahada*)
- Pflichtgebet
- Fasten
- Wallfahrt nach Mekka
- Armensteuer

Sunniten (ca. 90%) und Schiiten (ca. 10%) sind zwei große Gruppen in der islamischen Welt (ca. 1 Milliarde).

1. Grundlagen und Hauptquellen

Der Islam ist eine monotheistische Offenbarungsreligion und versteht sich als die jüngste der drei abrahamitischen Religionen (Judentum, Christentum und Islam). Die Wörter *Islam* und *Muslim*, wie auch der Gruß *Salam* (wörtl. „Friede") gehen auf dieselbe arabische Wortwurzel *slm* zurück, die etwa „unversehrt sein, vollständig oder sicher" bedeutet. In der islamischen Terminologie bedeutet das Wort Islam Hingabe zu Gott, Unterwerfung unter Seinen Willen, und das Wort Muslim bezeichnet denjenigen, der sich Gott hingegeben hat und sich im Frieden mit Ihm befindet.

Das islamische Glaubensbekenntnis (*Schahada*)lautet: „Ich bezeuge, dass es keine Gottheit außer Gott gibt und Muhammed der Gesandte Gottes ist". Die freiwillige Artikulation dieses Glaubenssatzes in der Öffentlichkeit bedeutet das Bekenntnis zum Islam und gleichzeitig das Akzeptieren der islamischen Glaubensprinzipien und des Normensystems. Im Unterschied zum Christentum kennt der Islam keine Taufe, kein Priestertum und keine kirchenähnliche Institution. Es gibt keinen Vermittler zwischen Gott und dem Menschen. Nach der als verbindlich angesehenen Tradition ist der Prophet Muhammed ein normaler Mensch und Verkünder der göttlichen Botschaft.

Der Islam hat einen ganzheitlichen Charakter und umfasst alle Lebensbereiche eines Muslims - vom gesellschaftlichen Alltag bis zum Privatleben. Eine strikte Trennung zwischen Geistlichem und Weltlichem ist ihm fremd. Diese Glaubensstruktur beeinflusst die Präferenzen und Entscheidungsfindungen eines Muslims. Der Koran und die *Sunna,* d.h. die authentische Überlieferung dessen, was der Prophet Muhammed gesagt, getan und gebilligt hat, sind zwei zentrale Grundquellen des Islam, die nun hier näher erörtert werden sollen.

Der Koran

Der Koran enthält Verse, die dem Propheten Muhammad in den Jahren 610 bis 632 n. Chr. in arabischer Sprache von Gott offenbart wurden. Die einzelnen Koranverse wurden im Anschluss an ihre Offenbarung mündlich vorgetragen, von den Gefährten des Propheten auswendig gelernt und von Schreibkundigen schon zu seinen Lebzeiten schriftlich fixiert. In kanonischer Anordnung enthält der Koran 114 *Suren* (Kapitel), die wiederum aus einer unterschiedlichen Zahl von Versen bestehen. Der Koran versteht sich selbst als ein von Gott herabgesandtes, die Menschheit rechtleitendes Buch, das den Zweck hat die Menschen zu ermahnen und die früheren Offenbarungen (Thora, Evangelium u.a.) zu bestätigen bzw. zu modifizieren.

Der Koran belehrt den Gläubigen über das Wesen, die Attribute und den Willen Gottes. Der Inhalt seiner Verse umfasst Nachrichten früherer Glaubenszeugnisse, die Beschreibung der Schöpfung, Glaubenssätze, Grundpflichten eines Muslims, Rechtsbestimmungen und moralische Prinzipien. Der Koran beinhaltet Handlungsnormen und Weisungen, die für die Beurteilungen und Handlungen eines Muslims verbindlich sind. Als Ausdruck souveränen Gotteswillens ist er die wichtigste islamische Quelle. Er ist weiterhin Entscheidungsgrundlage und Rechtleitung in seinem Leben, da es das Hauptziel eines jeden Muslims ist, dass „Wohlgefallen Gottes" zu erlangen.

Leben und Lehre des Propheten Muhammed (*Sunna*)

Der Prophet Muhammed (570-632) verkündete – wie die früheren Propheten – den Menschen die Botschaft Gottes. Die Muslime verstehen ihn nicht als Religionsstifter, sondern als Verkünder der allen Menschen durch verschiedene Propheten verkündeten universellen Religion, des Islam, der den Menschen Gottes letzte verbale Offenbarung gewissenhaft verkündet hat. Er ist ein Diener Gottes und seiner Natur nach ein Mensch wie jeder andere. Aufgrund dieses Prophetenbildes wird die Bezeichnung der Muslime als „Mohammedaner" von vielen Muslimen als Beleidigung empfunden. Handlungen und Aussprüche des Propheten Muhammed werden als authentische Verdeutlichung, praktische Ergänzung und Konkretisierung des Korans verstanden. Seine Lebensweise und seine Entscheidungen haben dementsprechend eine Auslegungsfunktion des Korans. Somit ist er die primäre Autoritätsperson und ein Vorbild für die Muslime in allen Lebensbereichen.

Weitere Quellen beziehungsweise Urteilsmethoden

Liegt eine neue Entscheidungssituation vor, die weder im Koran noch in der Sunna behandelt worden ist, so wird sie mit Hilfe der in der islamischen Geistesgeschichte entwickelten Methoden gelöst. Der Meinungskonsens der Gelehrten (*Idschma*) und die Analogieschlüsse der Religionsgelehrten (*Qiyas-i Fuqaha*) sind dabei weitere Quellen bzw. Urteilsmethoden der Rechtsfindung.

Nach einer fachgerechten Analyse und Überprüfung einer Situation nach diesen Quellen und mit entsprechenden Urteilsmethoden wird eine Handlung entweder als geboten (*wağib*, *fard*), durch den Propheten autorisiert empfohlen (*sunna*), sittlich (*mandub*), billigenswert/liebenswert (*mustahabb*), gestattet/freigestellt (*mubah*), missbilligenswert (*makruh*) oder verboten (*haram*) beurteilt.

Sunniten und Schiiten

Die Sunniten und Schiiten bilden die zwei größten Gruppen in der islamischen Welt, für deren Entstehung eher politische Ereignisse verantwortlich waren als theologisch-philosophische Meinungsunterschiede. Die politischen Auseinandersetzungen gehen bis auf den Streit zwischen Ali, den vierten Kalifen nach dem Propheten Muhammed und Mu'awiya (reg. 661-680) zurück, den ersten Kalifen der Umayyaden-Dynastie (661-750).

Die Sunniten (d.h. die der Tradition des Propheten folgen) bilden die größere der beiden Hauptgruppen und machen ca. 90% der Gesamtheit aller Muslime (ca. 900 Millionen) aus. Der Koran und die Tradition des Propheten Muhammed bilden für sie die Hauptgrundlage in punkto Glaubensfragen und Handlungspraxis. Sie erkennen die vier ersten Kalifen als sog. „Rechtgeleitete Kalifen" (*Khulafa'i Raschidun*) an, schreiben ihnen aber keine übermenschlichen Eigenschaften zu.

Im Gegensatz zu den Sunniten erlangte Muhammeds Vetter und Schwiegersohn Ali bei den Schiiten (Schi'at Ali, *wörtl.* Partei des Ali) eine besondere Bedeutung und wird stark verehrt. Während die Sunniten ihre ersten vier Kalifen eher jeweils als „Primus inter pares" (der Erste unter Gleichen) ansehen und als ausgezeichnete religiöse Führer betrachten, werden die Imame, d.h. Ali und die autoritativen Nachfolger aus seiner Nachkommenschaft, von den Schiiten als Teilhaber am göttlichen Wissen angesehen. Ihnen wird auch eine besondere Unfehlbarkeit zugeschrieben. Innerhalb der Schiiten gibt es viele unterschiedliche Gruppierungen deren Abspaltung theologisch und politisch begründet ist. Diese schiitischen Gruppen werden oft nach dem Namen des letzten der von ihnen anerkannten Führer oder Imame benannt, wie z.B. Zaiditen oder Ismailiten, oder nach der Anzahl der von ihnen anerkannten Imame, wie z.B. 5`er Schiiten, 7`er Schiiten oder 12`er Schiiten, die auch Imamiten genannt werden und heute mehrheitlich im Iran leben, aber auch im Libanon oder in Afghanistan vorkommen. Auch wenn die türkischen und kurdischen Aleviten vom Ursprung her zu der schiitischen Geisteswelt gehören, distanziern sich diese zum Teil vom anatolischen Volkssufismus geprägte Gemeinschaft vom schiitischen Religions- und Politikverständnis des heutigen Iran. Die religiösen Grundpflichten des Islam spielen bei den meisten Aleviten – im Gegensatz zu den Sunniten - eine deutlich geringere Rolle als ihre sufistischen Zeremonien. Ein Teil der in Deutschland lebenden Türken gehört zu den

Aleviten. Den Hauptteil der in Deutschland lebenden Muslime (ca. 80%) jedoch bilden die Sunniten.

Rechtsschulen

Zur Lebzeit des Propheten Muhammed waren seine Bestimmungen und Anweisungen in Konfliktfällen und neuen Entscheidungssituationen maßgeblich. Nach seinem Tod dauerte die rasche Verbreitung des Islam weiter an und in den neuen islamischen Gebieten entstanden neue Probleme, die zusätzliche Interpretationen und Anwendungsformen der klassischen Quellen und die Etablierung eines Rechtssystems nötig machten. Aufgrund dieser Bedürfnisse haben sich im 8. und 9. Jahrhundert mehrere Rechtsschulen herausgebildet. Vier der in dieser Epoche entstandenen sunnitischen Rechtsschulen haben sich im Laufe der Zeit etabliert und bewahren bis heute ihren Einfluss auf Rechtsbereiche und auf die Praktizierung der religiösen Pflichten. Diese Schulen werden nach den Namen ihrer Gründer benannt. Die Namen und Einflussbereiche dieser bekanntesten sunnitischen Rechtsschulen sind:

Hanafiten: Abu Hanifa (gest. 767); Türkei, Balkan, Afghanistan, indischer Subkontinent, Zentralasien, teilweise in Ägypten, Jordanien, Syrien, Irak und Palästina.

Malikiten: Malik Ibn Anas (gest. 795); Oberägypten, Nord- und Westafrika.

Schafiiten: Mohammed Ibn Idris asch-Schafi'i (gest. 820); Unterägypten, Ostafrika, Südarabien, Indonesien und Südostasien.

Hanbaliten: Ahmad Ibn Hanbal (gest. 855); Arabien.

Die beiden bekanntesten schiitischen Rechtsschulen sind:

Zaiditen: Zaid b. Ali (gest. 740); Jemen.

Dschafariten: Ga'far as-Sadiq (gest. 765); Iran, Aserbaidschan, Irak, Bahrain, sowie u.a. im Libanon, Afghanistan, Pakistan.

Diese Rechtsschulen sind nicht mit den christlichen Konfessionen zu vergleichen. Die verschiedenen Rechtsschulen erkennen sich gegenseitig als rechtmäßig an.

2. Die islamischen Glaubensprinzipien

Der islamische Glaube basiert u.a. auf sechs Glaubensprinzipien:

Glaube an Gott

Der Glaube an den einzigen und souveränen Schöpfer im Sinne der drei großen monotheistischen Religionen ist die Grundlage des Islam schlechthin. Gott ist das Transzendente, das Absolute, der unbedingte Wille. „Sprich: Er ist Gott, ein Einziger, Gott, der Souveräne. Er hat nicht gezeugt, und Er ist nicht gezeugt worden, und niemand ist ihm ebenbürtig“ (Sure 112/1-4). Er ist allmächtig, allwissend, barmherzig, erhaben, gerecht, fern von allen vorstellbaren Bedürfnissen und Schwächen. Alles, was existiert, ist von Gott geschaffen. Bei der Schaffung alles Existierenden wirkt Gott nicht wie ein Gestalter, sondern alles wird durch sein Wort ins Dasein gerufen. „Er ist der Schöpfer der Himmel und der Erde. Wenn Er eine Sache beschlossen hat, sagt Er zu ihr nur: Sei!, und sie ist“ (Sure 2/117). Er kennt alle Intentionen und innersten Geheimnisse der Menschen und ihm bleibt nichts verborgen.

Die koranische Gottesbezeichnung *Allah* besteht aus dem arabischen Artikel *al-* (der) und *Ilah* (Gott), und bedeutet „der Gott (schlechthin)“. Mit diesem Begriff ist nichts anderes gemeint als der Gott der drei abrahamitischen Religionen. Er ist – im Gegensatz zu dem Wort „Gott“ - verwandt mit hebräischen und aramäischen Bezeichnungen der Bibel, so z.B. mit den hebräischen Bezeichnungen, wie El, Eloh und Elohim. Nicht nur heute sondern auch vor dem Propheten Muhammad benutzten arabischen Christen die Bezeichnung Allah für den einen Gott.

Glaube an die Engel

Engel sind nach islamischem Glauben metaphysische, geschlechtsneutrale Wesen. Sie sind von Gott so erschaffen, dass sie weder essen noch trinken, noch fähig sind, nach freiem Willen zu handeln und zu sündigen. Als Diener Gottes loben und preisen sie Gott und befolgen unmittelbar seine Befehle. Die Vermittlung der göttlichen Offenbarung an die Propheten, der Schutz und die Bewachung der Menschen, die Unterstützung der Gläubigen sowie das Abberufen der menschlichen Seele vom Körper beim Sterbeprozess sind wichtige Aufgaben der Engel. Gabriel (*Cebrail*) ist jener Erzengel, der dem Propheten Muhammed - genauso wie anderen Propheten zuvor - Gottes Botschaft offenbart hat. *Israfil* ist der Engel, der am Jüngsten Tag mit einem Posaunenstoß das Endgericht ankündigen wird und *Azrail* gilt als der Todesengel, der die Seelen der Menschen aus ihrem jeweiligen Körper holt und sie vom irdischen Leben abberuft.

Glaube an die heiligen Bücher

Der „Zabur“ Davids (enthalten im Psalter), die Thora, das Evangelium und der Koran sind nach islamischem Glauben verschiedene Komponenten einer Tradition. Der Koran versteht sich als eine Bestätigung der früheren Offenbarungen in diesen Schriften und betont seine inhaltliche Übereinstimmung mit diesen Büchern. „Wir haben die Thora hinabgesandt, in der Rechtleitung und Licht enthalten sind, damit die Propheten, dic gottergeben waren, für die, dic Juden sind, (danach) urteilen, und so auch die Rabbiner und die Gelehrten, aufgrund dessen, was ihnen vom Buche Gottes anvertraut wurde und worüber sie Zeugen waren. (...) Und Wir ließen nach ihnen Jesus, den Sohn Marias, folgen, damit er bestätige, was von der Thora vor ihm vorhanden war. Und Wir ließen ihm das Evangelium zukommen, das Rechtleitung und Licht enthält und das bestätigt, was von der Thora vor ihm vorhanden war, und als Rechtleitung und Ermahnung für die Gottesfürchtigen. Die Leute des Evangeliums sollen nach dem urteilen, was Gott darin herabgesandt hat. (...) Und Wir haben zu dir das Buch mit der Wahrheit hinabgesandt, damit es bestätige, was vom Buch vor ihm vorhanden war, und alles, was darin steht, fest in der Hand habe. (...)“ (Sure 5/44-48).

Die Juden und Christen gelten als „Schriftbesitzer“ mit denen die Muslime besondere Umgangsformen pflegen. Der Koran macht jedoch auch die Unterschiede zwischen sich und den anderen heiligen Schriften deutlich. Die Muslime glauben, dass die Thora und das Evangelium heute nicht mehr ihre ursprüngliche, authentische Form haben.

Glaube an die Propheten

Der Koran berichtet von mehreren Propheten, die von Gott im Laufe der Menschheitsgeschichte den Menschen geschickt wurden, um sie durch die göttliche Botschaft auf den rechten Weg zu leiten, zu ermahnen und die frohe Botschaft Gottes zu verkünden. „(Wir schickten) Gesandte als Freudenboten und Warner, damit die Menschen nach dem Auftreten der Gesandten keinen Beweisgrund gegen Gott haben“ (Sure 4/165). Jedes Volk bekam einen Propheten in seiner Sprache. Der Auftrag der Propheten basierte auf einem strikten Monotheismus, dem Glauben an einen souveränen Schöpfergott, dem keine Götzen „beizugesellen“ sind und dem ausschließlich Anbetung gilt. Der Prophet Muhammed gilt als der letzte Prophet in diesem Kontinuum und wird als „Siegel der Propheten“ bezeichnet. Im Koran werden in der biblischen Tradition wohlbekannte Namen wie Adam, Noah, Abraham, Lot, Ismael, Isaak, Jakob, Josef, Hiob, Moses, Aaron, Jonas, David, Salomo, Elias, Zacharias, Johannes und nicht zuletzt Jesus, aber auch altarabische Prophetennamen wie Salih, Hud,

Shu'ayb genannt. Alle sind auserwählte Menschen, die die Botschaft Gottes verkündet und die Menschen zum Gehorsam gegenüber Gott aufgerufen haben. Der Glaube an Moses und an Jesus als Propheten ist ein elementarer Bestandteil des islamischen Glaubens und somit für das Muslimsein eine Voraussetzung.

Glaube an das Jenseits

Der Glaube an den Jüngsten Tag, an das eschatologische Gericht und an ein Leben nach dem Tod gehört zu den wesentlichen Glaubensartikeln des Islam. Der Tod ist nicht das absolute Ende eines Menschen sondern nur ein Übergang vom Diesseits zum Jenseits, wo die guten Taten des Erdenlebens belohnt und die schlechten Taten bestraft werden. Nach dem Jüngsten Tag wird beim Jüngsten Gericht über den weiteren Aufenthaltsort des Menschen entschieden. Diese Entscheidung trifft Gott alleine nach Gerechtigkeit und Gnade. „Wenn dann einer (auch nur) das Gewicht eines Stäubchens an Gutem getan hat, wird er es zu sehen bekommen. Und wenn einer (auch nur) das Gewicht eines Stäubchens an Bösem getan hat, wird er es (ebenfalls) zu sehen bekommen." (Sure 99/7-8)

Glaube an Vorherbestimmung (*Qadar*)

Der Glaube an die Vorherbestimmung beinhaltet das Wissen Gottes über alle Ereignisse am Anfang aller Existenzen und die Festlegung Gottes ihrer Ursachen und Bedingungen, ihrer innewohnenden Kräfte und Fähigkeiten und ihres zeitlichen und lokalen Eintritts in die Welt. Im Koran begegnen wir den beiden für sich schlüssigen Gegenpolen, einerseits der völligen menschlichen Willens- und Handlungsfreiheit und andererseits der vorherigen Festlegung und Wissen aller Ereignisse als ein Resultat der göttlichen Attribute. Daraus resultierend kann weder die Ablehnung einer Vorherbestimmung noch die Identifizierung des islamischen Glaubens mit Fatalismus vertreten werden. Diese komplexe Situation sorgte unter den Theologen und Philosophen für kontroverse Diskussionen, jedoch geht man mittlerweile von folgendem Konzept aus: Der Mensch ist Urheber seiner Handlungen, wobei sich jedoch diese Art des Schaffens von der Gottes unterscheidet. Während Gottes Schöpfung sich aus dem Nichts vollzieht, erschafft der Mensch nur etwas aus bereits Geschaffenem. Der Mensch trägt Verantwortung für die durch seinen Willen entstandenen Handlungen. Es widerspricht der Gerechtigkeit Gottes, dem Menschen keinen Entscheidungsraum zu ermöglichen und ihn dennoch zu belohnen oder zu bestrafen.

3. Die islamischen Grundpflichten („*Die fünf Säulen des Islam*“)

Das Befolgen der islamischen Grundpflichten pflegt und stärkt die innere Beziehung des Muslims zu seinem Schöpfer und ist für ihn ein konkretes Zeichen seiner Zugehörigkeit zum Islam und der muslimischen Gemeinschaft. Die Aussprache des Glaubenssatzes, das tägliche Pflichtgebet, das Fasten, die Armensteuer und die Pilgerfahrt nach Mekka sind für den Muslim gottesdienstliche Pflichten. Diese sind nur so weit Pflicht, wie die entsprechenden körperlichen, geistigen und finanziellen Voraussetzungen es möglich machen. Um Adressat dieser Grundpflichten zu sein, ist Mündigkeit bzw. Volljährigkeit eine elementare Voraussetzung.

Das Glaubensbekenntnis

Das islamische Glaubensbekenntnis (*Schahada*) umfasst den Satz "Ich bezeuge, dass es keine Gottheit außer Gott gibt und ich bezeuge, dass Muhammed Sein Knecht und Sein Gesandter ist" (*Aschhadu an lā ilāhe illallāh wa aschhadu anna muhammadan abduhu wa rasuluhu*). Die freiwillige Aussprache dieses Satzes und der Glaube an dessen Inhalt bedeutet „Muslimsein“ und gleichzeitig die Anerkennung der islamischen Pflichten, Wertvorstellungen und Handlungsnormen.

Das Pflichtgebet (arab. *Salāt*, türk. *Namaz*)

„Das Gebet ist für die Gläubigen eine für bestimmte Zeiten festgesetzte Vorschrift“ (Sure 4/103). Es symbolisiert seine Ergebung in den Willen Gottes und ist eine Erscheinungsform seiner Dankbarkeit gegenüber dem souveränen Schöpfer. Alle erwachsenen und mündigen Muslime sind dazu verpflichtet, das Gebet zu seiner rechten Zeit zu erfüllen, es sei denn, sie sind an der Erfüllung dieser Pflicht aus wichtigen Gründen verhindert.

Das Pflichtgebet wird mit entsprechenden Regelungen fünf Mal am Tag verrichtet: vor Sonnenaufgang, am Mittag, am Nachmittag, nach Sonnenuntergang und in der Nacht. Vor dem Gebet findet eine rituelle Reinigung statt, die die Waschung der Hände, des Mundes, der Nasenhöhlen, des Gesichts, der Arme bis über die Ellenbogen sowie die Streichung des Kopfes und der Füße bis über die Knöchel umfasst und unter fließendem Wasser geschieht. Die Reinigung der Körperglieder dient der innerlichen Vorbereitung auf die Begegnung mit dem Schöpfer. Gebetet wird auf reinem Boden oder einer entsprechenden Unterlage (z.B. Gebetsteppich). Das Gesicht ist beim Gebet nach Mekka (in Deutschland Richtung Südosten) auszurichten. Die Ausrichtung aller Muslime auf der Welt nach Mekka symbolisiert eine Einheit unter ihnen. Ein Gebet besteht – abhängig von der Gebetszeit – aus mehreren Gebetsabschnitten und

Körperhaltungen. Diese Körperhaltungen während des Gebets, wie Stehen, Sitzen, Verbeugung auf die Knie und Niederwerfung sind Ausdrucksformen des Glaubens in der Körpersprache bzw. Zeichen der Hingabe zu Gott und Unterwerfung unter Seinen Willen. Dabei werden bestimmte Gebetstexte und Koranverse auswendig rezitiert.

Außer diesem rituellen Pflichtgebet hat auch das informelle Bittgebet (*du'a*) eine wichtige Bedeutung. Es wird ohne rituelle Vorbereitungen, unabhängig von Zeit und Ort verrichtet und individuell gestaltet. Diese Formen der Fürbitte gewinnen in Notsituationen oder im Krankheitszustand eine besondere Bedeutung.

Das Fasten (arab. *Saum,* türk. *Oruç*)

Das Fasten im Monat Ramadan hat einen besonderen Stellenwert unter den islamischen Grundpflichten. Der Koran unterstreicht die Tradition des Fastens innerhalb der monotheistischen Religionen. „Ihr Gläubigen! Euch ist vorgeschrieben zu fasten, so wie es auch denjenigen, die vor euch lebten, vorgeschrieben worden ist" (Sure 2/183). Das Fasten beinhaltet den Verzicht auf jegliche flüssige und feste Nahrung sowie auf Rauchen und Geschlechtsverkehr in der Zeit zwischen Morgendämmerung und Sonnenuntergang. Erwachsene und mündige Muslime sind zum Fasten verpflichtet. Reisende, Stillende, Menstruierende, Schwangere und nicht zuletzt Kranke sind von der Fastenpflicht ausgenommen, weil das Fasten ihren Körper zusätzlich belasten könnte. Wenn ein Muslim im Fastenmonat Ramadan aus wichtigen Gründen nicht fasten kann, so kann er im Anschluss an den Ramadan die versäumten Tage nachholen oder, falls er dazu nicht in der Lage ist, dies durch die Speisung von Bedürftigen ausgleichen.

Die Intensität des religiösen Lebens erreicht im Fastenmonat ihren Höhepunkt. Der Gläubige erlernt in dieser Zeit seine Leidenschaften zu zügeln und seine Begierde zu beherrschen. Am eigenen Leibe wird erfahren, wie es hungernden Menschen geht, was zur Aneignung einer gewissen Sensibilität beiträgt. Man spricht vom „Fasten der Sinnesorgane" d.h. das Fasten darf nicht auf den Verzicht von Essen und Trinken reduziert werden, sondern man soll auch auf alle verpönten und abzuratenden Verhaltensweisen verzichten.

Die Wallfahrt nach Mekka (*Hadsch*)

„Gott hat den Menschen die Pflicht zur Wallfahrt nach dem Haus auferlegt, allen, die dazu eine Möglichkeit finden." (Sure 3/97) Jeder erwachsene und mündige Muslim, der körperlich gesund und finanziell in der Lage ist, ist verpflichtet, einmal in seinem Leben zur heiligen Stätte

(Masğid al-Haram) in Mekka zu pilgern. Das weiße Pilgerkleid, das jeder Muslim bei den Ritualen zu tragen hat, erinnert an ein muslimisches Leichentuch, damit der Gläubige einen Eindruck vom Jüngsten Gericht vermittelt bekommt. Die Einheitlichkeit der Kleidung bezweckt die Gleichrangigkeit der Gläubigen vor Gott zu betonen, unabhängig von Geschlecht, Hautfarbe und sozialer Stellung. Die heiligen Städte Mekka und Medina, wo der Islam seinen Ursprung nahm, werden in dieser Zeit Zeuge der Solidarität der weltweiten islamischen Gemeinschaft. Der Hadsch wird im letzten Monat des islamischen Mondjahres unternommen.

Die Armensteuer (*Zakat*)

Nach islamischem Glauben ist der Muslim nicht der wahre Besitzer seines Eigentums, sondern Treuhänder Gottes. Durch Armensteuer gibt er den Anteil der Armen an seinem Hab und Gut zurück. Diese religiöse Pflicht der wohlhabenden Muslime dient dem Praktizieren der Solidarität in der Gemeinschaft und soll auch gegen Neid der Armen gegenüber den Reichen vorbeugen. Neben der obligatorischen Armensteuer (*Zakat*) kennen die Muslime auch andere Formen von Spenden, wie die freiwilligen Almosen (*Sadaqa*) und die im Ramadan für ein sorgloses Fest der Armen bestimmten Spenden (*Zakat al-Fitr*).

Feste des Islam

Das *Ramadanfest* und das *Opferfest* sind zwei der wichtigsten Feste der Muslime. Am Ende des Fastenmonats findet das dreitägige Ramadanfest statt (arab. *Id al-Fitr*, türk. *Ramazan Bayramı* gennant auch *Şeker Bayramı*). An diesem Fest werden die Eltern, die Verwandten und die Nachbarn besucht, die Muslime untereinander versöhnt und die Kinder mit Geld, Geschenken und Süßigkeiten verwöhnt. Ähnlich wird das Opferfest gefeiert, welches 66 Tage nach dem Ramadanfest und zeitgleich mit der Pilgerfahrt nach Mekka stattfindet. Auch wenn es nicht zu den fünf Grundpfeilern des Islam gezählt wird, gehört das rituelle Schlachten (Schächten) eines Opfertieres zu den wichtigeren islamischen Pflichten und es ist ein Bestandteil des Opferfestes. „So bete zu deinem Herrn und schächte (Opfertiere)“ (Sure 108/2). Da die Muslime den Mondkalender benutzen, rücken diese beiden Feste jedes Jahr um 11 Tage vor (vgl. Anhang 4, S. 79).

Kapitel 2

Gesundheit, Krankheit und Heilung

Zusammenfassung

Nach islamischem Glauben ist der Körper und die Gesundheit eine Gottesgabe, für die der Muslim gegenüber Gott Verantwortung trägt. Der Mensch ist Inhaber und Nutznießer seines Körpers; Gott hingegen ist dessen Eigentümer. Es ist eine islamische Pflicht, die Gesundheit zu bewahren und gegebenenfalls für deren Wiederherstellung erforderliche Maßnahmen zu treffen.

Sowohl Krankheit als auch Heilung finden für einen Muslim nicht ohne Kenntnis und Erlaubnis Gottes statt. Die Krankheitserreger und die medizinischen Maßnahmen sind Vermittler der Krankheit bzw. der Heilung, deren erste Ursache Gott ist. Dem Muslim obliegt es jedoch, sich erforderlicher und geeigneter Mittel zu bedienen, um von Gott geheilt zu werden.

Ein Krankheitszustand kann nach den islamischen Quellen als Prüfung Gottes oder als Gnadenerweis und Sündenvergebung gedeutet werden. Obwohl das Verständnis von Krankheit als Strafe Gottes nicht mit islamischen Quellen zu begründen ist, wird sie vom einen oder anderen Muslim durchaus als solche wahrgenommen.

Neben der islamischen Lehre gibt es im Volksglauben unterschiedliche Erklärungs- und Deutungsformen für Krankheiten, die wiederum mit entsprechenden Praktiken verbunden sind.

1. Menschenbild

Dem Koran zufolge wurde der Mensch in idealer Gestalt erschaffen und mit den besten Weisungen Gottes versehen (Sure 95/4). Er ist auf der Erde ‚Statthalter Gottes' (*Khalīfa*) und nimmt bei Gott unter allen Geschöpfen den höchsten Rang ein (Sure 17/70). Seine hohe Stellung bei Gott erhält er, indem er das ihm anvertraute Gut (von Gott) annimmt. Dieses anvertraute Gut beinhaltet die von Gott auferlegten Verpflichtungen und Verantwortungen. Nachfolger bzw. Statthalter Gottes (*Khalīfa)* und Diener Gottes (*Abd*) zu sein bestimmt die Stellung des Menschen auf der Erde. Da die lexikalische Definition von Islam die Ergebung des Menschen in den Willen Gottes ist, hat der Mensch seine Stellvertreterposition als Diener Gottes zu erfüllen.

2. Gesundheits- und Krankheitsverständnis

Nach muslimischem Weltbild sind Gesundheit und Krankheit natürliche Phänomene, die sich im menschlichen Leben abwechseln. In diesem Kontinuum verändern sich der menschliche Leib, aber auch soziale Bedingungen. Es prägen hauptsächlich drei Grundsätze das Krankheits- und Gesundheitsverständnis eines Muslims.

Gesundheit und Krankheit als natürliches Phänomen

Sowohl Krankheit als auch Gesundheit gehören zu den Wirklichkeiten des menschlichen Lebens. Krankheit fügt dem Menschen physisches und psychisches Leid zu und verursacht Einschränkungen in seinem Leben. Gesundheit ist im Sinne eines Freiseins von Schmerzen, von Funktionsausfällen der Körperorgane oder Strukturanomalien für ein substantielles Wohlbefinden wichtig. Der islamische Glaube versteht die Krankheit als ein zur menschlichen Natur gehörendes Phänomen, welches mit Leiden auf unterschiedlichen Ebenen verbunden ist. „Er [Gott] weiß, dass es unter euch Kranke geben würde." (Sure 73/20) Deswegen hebt Gott die religiösen Pflichten, die konstitutive Merkmale des Muslimseins sind, für den Krankheitsfall auf. Denn: „Gott will für euch Erleichterung, Er will für euch nicht Erschwernis."(Sure 2/185)

Gesundheit als Gottesgabe

Körper und Gesundheit sind nach islamischem Glauben dem Menschen zur Aufbewahrung gegebene Gottesgaben und daher als zu schützendes Gut zu verstehen. Der Mensch ist Inhaber und Nutznießer, Gott hingegen ihr Eigentümer. Es obliegt dem Menschen in seinem ganzen Leben rechtmäßig und verantwortlich damit umzugehen. Ebenso wie der verschwenderische Umgang mit eigenem Hab und Gut ist auch das verantwortungslose Verhalten gegenüber dem Körper untersagt. Die religiöse Überzeugung, welche die Gesundheit als ein dem Menschen anvertrautes Gut deklariert, impliziert gleichzeitig eine menschliche Verantwortung für deren Erhaltung bzw. Wiederherstellung. Somit ist es eine islamische Pflicht, entsprechende hygienische Maßnahmen zu treffen oder sich den erforderlichen medizinischen Maßnahmen zur Bewahrung bzw. Wiederherstellung der Gesundheit zu unterziehen. Denn der Muslim hat im Jenseits Rechenschaft abzulegen, wie er mit seinem Körper umgegangen ist, was mit Belohnung oder Bestrafung im Jenseits verbunden ist.

Gesundheit als erforderlicher Zustand für die Pflichten

Der Glaube und die Praxis bilden im islamischen Glauben eine untrennbare Einheit, sodass das Wohlgefallen Gottes als Hauptziel des Muslims erst mit einem auf islamischen Handlungsnormen basierenden Habitus möglich wird. Eine Krankheit ist oft mit physischem und psychischem Leid verbunden und verursacht Einschränkungen im eigenen Leben. Dagegen ist die Gesundheit für das menschliche Wohlbefinden sehr substantiell und schafft freie Handlungsräume. Die Gesundheit ist für die Erfüllung der sozialen, ethischen und religiösen Verpflichtungen und somit auch für eine freie Entfaltung der eigenen religiösen Identität eine elementare Bedingung. Ein gesunder Zustand kann als jedoch nur ein Mittel zum Zweck betrachtet werden, wodurch ihm ein mittelbarer Wert zukommt.

3. Das Verhältnis von Heilwirkung – Heilmittel – Gott

Als Grundlage für das Verständnis und die Erklärung von Naturereignissen dient das monotheistische Glaubenskonzept des Islam. Alle Ursachen und ihre Wirkungen finden mit dem Wissen und der Erlaubnis Gottes statt. Demnach werden die wissenschaftlich feststellbaren Ursachen der Krankheiten durch Gottes Erlaubnis und Kenntnis hervorgerufen. Gott, der absolute und unbedingte Wille, gibt Stoffen krankmachende Eigenschaften und ebenso verleiht er medizinischen Maßnahmen heilende Kräfte. Die therapeutischen Maßnahmen sind somit nicht die erste Ursache der Heilung, sondern lediglich deren Vermittler. Dieses Verhältnis zwischen Gott und Heilwirkung wird in einem Koranvers durch die Aussage des Propheten Abraham deutlich: „Wenn ich krank bin, so heilt er mich“ (Sure 26/80). Parallel dazu wird Gott vom Propheten Muhammed sowohl für die Krankheit als auch für die Heilung erste Ursächlichkeit zugeschrieben. „Gott hat keine Krankheit auf die Erde herabgesandt, ohne zugleich auch für das entsprechende Heilmittel zu sorgen.“ Gott allein als primären

Grund für die Heilung zu nennen schließt jedoch die von einem Arzt empfohlene Behandlung nicht aus. Der Muslim ist sogar dazu angehalten sich dieser Mittel zu bedienen, um die von Gott kommende Heilung zu erlangen. Die folgende Geschichte, die von vielen Gelehrten zitiert worden ist, macht dieses Verhältnis von Heilmittel – Heilwirkung – Gott sehr deutlich:

„Ein Religionsgelehrter hat folgende Israelitengeschichte erzählt: Als Moses einmal krank geworden war, kamen die Israeliten zu ihm, und als sie seine Krankheit erkannt hatten, sagten sie zu ihm: ‚Wenn du dich mit dem und dem behandelst, wirst du gesund.' Doch er sagte: ‚Ich werde mich keiner Behandlung unterziehen, auf dass Gott mich ohne Heilmittel heile.' Als sich aber seine Krankheit in die Länge zog, sagten sie zu ihm: ‚Das Mittel gegen diese Krankheit ist wohlbekannt und bewährt. Wir behandeln uns damit, und wir werden gesund.' Er aber sagte: ‚Ich werde mich keiner Behandlung unterziehen.' Nachdem nun seine Krankheit noch lange gedauert hatte, gab Gott ihm ein: ‚Bei meiner Macht und Erhabenheit, ich werde dich erst heilen, wenn du dich mit dem, was sie dir gesagt haben, behandeln lässt!' Darauf sagte er zu ihnen: ‚Behandelt mich mit dem, was ihr gesagt habt!' Sie behandelten ihn, und er wurde gesund. Als er darüber Befürchtungen hegte, gab Gott ihm ein: ‚Willst du meine Weisheit durch dein Vertrauen auf mich entkräften? Wer außer mir hat denn den Nutzen für die Dinge in die Drogen gelegt?'"[1]

4. Die Stellung der Medizin

Ihre besondere Stellung unter den Wissenschaften verdankt die Medizin ihrem unmittelbaren Verdienst am Menschen. Da der Muslim, um seine Pflichten zu erfüllen und seinem Schöpfungsauftrag nachzukommen, auf eine gesunde körperliche Verfassung angewiesen ist, gilt die Medizin als wichtigste und edelste aller Künste. Das Studieren und Praktizieren der Medizin wird von vielen Gelehrten als wichtige islamische Pflicht angesehen. Die bedenkenlose Übernahme der medizinischen Künste anderer Kulturen, worüber die islamische Geistesgeschichte Zeugnis ablegt, basierte auf dieser positiven Einstellung. Heutzutage sehen sich jedoch die Muslime (wie viele andere) durch neue Anwendungen der modernen Medizin und daraus entstehende Debatten wie z.B. über die Definition des Hirntodes, über lebensverlängernde Maßnahmen auf der Intensivstation, Organtransplantation, In-vitro-Fertilisationstechniken u.a. mit zahlreichen ethischen Problemen konfrontiert.

[1] Zitiert nach al-Ghazzālī (gest. 1111), übers. v. R. Gramlich.

5. Krankheitsdeutungen

Für die Entscheidungen und die Haltung im Krankheitszustand ist für einen Muslim neben dem genannten Verhältnis von Heilmittel – Heilwirkung – Gott sowie dem Krankheitsverständnis auch die Interpretation und Sinngebung einer Krankheit wichtig. Aus den islamischen Hauptquellen lassen sich zwei elementare Sinndeutungen ableiten: Krankheit als Prüfung Gottes und Krankheit als Gnadenerweis und Sündenvergebung.

Das Erdenleben ist nach islamischem Glauben ein Prüfungsort. Zu den vielfältigen Prüfungsformen gehören auch Krankheit und Behinderung. Nach koranischer Auffassung ist Krankheit nichts Abscheuliches oder Verwerfliches, sondern ein Zustand, der die Geduld als natürliche Konsequenz des Glaubens und somit auch den Glauben selbst auf die Probe stellt. Aus den islamischen Hauptquellen ist die Krankheit nicht als eine Strafe Gottes oder eine Ausdrucksform des göttlichen Zorns zu deuten. Vielmehr erklärt das folgende Prophetenwort eine Krankheit als Gelegenheit für die Sündenvergebung: „Keine Müdigkeit und keine Krankheit, keine Sorge und keine Trauer, kein Schmerz und kein Kummer befällt den Muslim, nicht einmal ein winziger Dorn kann ihn stechen, es sei denn, Gott will ihm damit eine Sühne für seine Verfehlungen auferlegen."

Die ideale Gemütseinstellung eines Muslims in einem Krankheits- und Behinderungsfall wäre somit: Der Muslim soll die angesichts seiner Krankheit bzw. Behinderung angemessenen medizinischen Maßnahmen treffen und sich nicht aufsässig gegenüber Gott verhalten. Klagen darüber, warum gerade man selbst befallen wurde oder gar das Anklagen Gottes sind mit einem muslimischen Gemüt nicht vereinbar. Handelt der Muslim richtig, kann ihm seine Krankheit bzw. Behinderung sogar die Gelegenheit bieten ins Paradies zu gelangen.

6. Andere Krankheitsdeutungen, Volksglaube und traditionelle Heiler

Neben diesen theologisch begründeten Krankheitsdeutungen gibt es im Volksglauben auch davon abweichende Überzeugungen. Obwohl eine Begründung von Krankheit als Bestrafung Gottes oder Gotteszorn aus den islamischen Hauptquellen nicht ableitbar ist, ist es nicht ausgeschlossen, dass der ein oder andere Muslim einer derartigen persönlichen Interpretation den Vorzug gibt. Die Vorstellung, dass eine Krankheit eine göttliche Strafe sei kann besonders während einer unheilbaren Krankheit auftauchen und von dem Betroffenen auf die eigenen Übeltaten oder auf unterlassene Pflichten zurückgeführt werden. Diese Bestrafung muss nicht unbedingt aus einem Fehlverhalten resultieren und die verantwortliche

Person selbst betreffen. Die schwere Erkrankung des eigenen Kindes oder aber die Unfruchtbarkeit des Ehemannes oder der Ehefrau kann in diese Richtung interpretiert werden.

Hoca (traditioneller Heiler) und *Imam* (Vorbeter)

Sind die medizinischen Maßnahmen bei der Heilung einer Krankheit wirkungslos, können andere Wege und Praktiken als letzte Hoffnung hinzugezogen werden. Eine wichtige Figur in solchen Situationen ist der traditionelle Heiler (*Hoca*). Im Unterschied zum *Imam*, der als Prediger und Vorbeter in der Moschee tätig ist, haben Hocas oft keine theologische Ausbildung. Sie schreiben einige arabische Buchstaben oder Koranverse auf ein Stück Papier (*Muska*), welches der Patient auf seinem Gewand tragen soll. Sie verkaufen oder verschreiben Heilkräuter (*Kocakarı ilacı*, d.h. „Medizin der alten Frauen"), die nach einer bestimmten Anweisung eingenommen werden sollen. Konsultationen dieser Art sind entweder Mittel der letzten Wahl oder werden während der Therapie einer nur schwer behandelbaren Krankheit parallel angewandt, z.B. bei einer schweren psychischen Störung. Obwohl die Bedeutung und der Einfluss der Hocas bei älteren Muslimen nicht zu unterschätzen ist, werden sie von den meisten Muslimen verachtet und als habgierige Scharlatane bezeichnet. Für Ärzte und Pflegepersonal ist es wichtig zu wissen, ob diese Praktiken während einer Krankheitsbehandlung schädlich sein können (z.B.: Die Einnahme süßer Heilmittel bei Diabetes).

Die Imame leisten – abhängig von der jeweiligen Struktur der muslimischen Gemeinde – in deutschen Krankenhäusern und Gefängnissen seelsorgerische Dienste. Für eine angemessene Seelsorge der muslimischen Patienten scheinen nur die Imame und nicht die traditionellen Heiler geeignet zu sein. Zu beachten ist dabei, dass die muslimischen Patientinnen von weiblichen muslimischen Theologinnen (*Hoca Hanım*) besucht werden, deren Anzahl in Deutschland im Unterschied zu den männlichen Imamen sehr niedrig ist.

Dschinn (Dämon), *Büyü* (Schadenszauber) und *Nazar* (der böse Blick)

Der Koran spricht von der Existenz der aus einer Feuerflamme erschaffenen Dschinnen (Sure 55/14). Die Botschaft des Korans richtet sich, ähnlich wie bei den Menschen, auch an diese für die menschlichen Sinne nicht wahrnehmbaren Wesen (Sure 51/56). Ihre spezielle Rolle bei der Entstehung einer Krankheit ist jedoch nur im Volksglauben und dort in unterschiedlichen Ausprägungen zu finden. Besonders für psychische Symptome wie Halluzinationen, „Stimmen-hören" etc., für spontan eingetroffene unerklärliche Krankheiten, Epilepsie oder Unfruchtbarkeit werden Dschinnen verantwortlich gemacht. Ebenso können einige

Krankheiten auf den Schadenszauber (*Büyü*) oder den bösen Blick (*Nazar*) zurückgeführt werden. Auch in diesen Situationen wird ein traditioneller Heiler konsultiert. Vorbeugend kann ein Amulett, ein Talisman (*Muska*) oder ein kleiner blauer Stein (*Nazar Boncuğu*) auf der Kleidung getragen werden. Diese Praktiken werden von Gelehrten als eine islamwidrige Handlung kategorisch abgelehnt. Doch der Volksglaube lässt sich davon wenig beeindrucken.

Kapitel 3
Konfliktfelder in der Praxis

Zusammenfassung

Die natürliche Differenz zwischen dem Krankheitsverständnis des Patienten und dem Krankheitskonzept des Arztes bzw. Pflegepersonals wird durch unterschiedliche religiös-kulturelle Prägungen noch größer. In der medizinischen Praxis entstehen dadurch zahlreiche Missverständnisse, Interessen- und Entscheidungskonflikte.

Ein angemessener Umgang mit solchen Problemen setzt eine gelungene Kommunikation voraus. In der Praxis wird eine angemessene Verständigung aufgrund der sprachlichen und kulturellen Barrieren häufig beeinträchtigt. Oftmals ist ein Dolmetscher nötig, um eine notwendige Vermittlung zu ermöglichen. Doch auch die Anwesenheit und Tätigkeit eines Dolmetschers kann situationsbedingt mit verschiedenen Problemen behaftet sein.

Die Durchführung des Pflichtgebets, das Fasten im Monat Ramadan oder die Einhaltung islamischer Speisevorschriften können mit bestimmten medizinischen Interventionen kollidieren. In solchen Situationen ist eine medizinische und religiöse Aufklärung des Patienten erforderlich. Bei einer Kompromisssuche dürfen dem therapeutischen Team nötige Informationen über das Wertesystem des Patienten nicht fehlen.

In einer traditionell strukturierten muslimischen Familie findet eine Entscheidungsfindung oft in spezifischer Weise statt. Diese familiäre Struktur oder auch religiöse Ratgebungen können die Entscheidungen eines Patienten beeinflussen.

1. Kommunikation

Um die Beschwerden, Wertvorstellungen und Wünsche eines Patienten zu verstehen und einen Zugang zu seinem Kranksein zu finden, ist eine gelungene Kommunikation zwischen dem Arzt bzw. dem Pflegepersonal und dem Patienten notwendig. Mitunter erschweren die nicht ausreichenden Kenntnisse der deutschen Sprache der Muslime – besonders der ersten Generation – aber auch die im Allgemeinen mangelnden Kenntnisse der medizinischen Profession über die islamische Kultur diesen wichtigen Verständigungsprozess zusätzlich (vgl. Fallbeispiel 1, Anhang 7). Aufgrund dieser Sprach- und Kulturbarrieren stehen sich beide Parteien oft in „beidseitiger Sprachlosigkeit" gegenüber. Um die Kommunikationslücken auszugleichen, führen Ärzte oftmals zusätzliche Untersuchungen durch, die zu einer „Überdiagnostik" führen. Aufgrund mangelnder Verständigung kommt es entweder durch den freiwilligen Wunsch des Patienten oder durch ärztliche Überweisungen zu einer relativ hohen Anzahl von Arztwechseln (*doctor-shopping*).

Für eine angemessene Verständigung ist in der Praxis der Einsatz eines Dolmetschers oft unverzichtbar. Da es aus unterschiedlichen Gründen nicht einfach ist, einen professionellen Dolmetscher einzusetzen, springt häufig jemand vom Krankenhauspersonal, ein Familienmitglied oder ein Bekannter für diese Vermittlerposition ein. Auch wenn man in solchen Situationen froh ist, überhaupt jemanden zu finden, ist die Verständigung durch eine dritte Person mit mehreren Problemen behaftet.

Zunächst wird durch das Dabeisein einer dritten Person das klassische Arzt-Patient-Verhältnis gestört. Der Patient soll in Anwesenheit einer dritten Person, die nicht direkt in den Behandlungsprozess involviert ist, über seine privaten Probleme sprechen und, wenn es erforderlich ist, seine Intimsphäre offenbaren. (*Fallbeispiel*: Eine muslimische Patientin auf der Gynäkologiestation soll in Anwesenheit eines männlichen fremden Dolmetschers über ihre Beschwerden sprechen und untersucht werden.) Von ärztlicher Seite wird es zudem schwierig, wenn es sich um eine die Schweigepflicht betreffende Angelegenheit handelt.

Übernehmen Bekannte oder ein Familienmitglied die Dolmetschertätigkeit, so kann vielleicht die Schamgefühl- oder Vertrauensproblematik teilweise gelöst werden. In diesem Fall können jedoch situationsbedingt neue Probleme auftauchen. Wenn zum Beispiel zwischen dem Patienten und dem Dolmetscher ein Autoritätsverhältnis besteht, kann die Kommunikation dadurch beeinträchtigt werden. (*Fallbeispiel*: Eine erst aus der Türkei gekommene, frisch verheiratete türkische Frau geht mit ihrer Schwiegermutter zum Gynäkologen um sich über Möglichkeiten der Empfängnisverhütung zu informieren.) Ein anderes Beispiel einer problembehafteten Kommunikation wäre, wenn die Familienmitglieder dem Patienten zuliebe eine schlechte Diagnose oder Prognose vorenthalten. Das Recht auf Wissen oder Nichtwissen über die Krankheit und Selbstbestimmung sind in solchen Situationen zentrale medizinethische Begriffe, die durch spezifische kulturelle Komponenten noch komplexer werden.

Unabhängig davon, ob der Dolmetscher ein Fremder oder ein Bekannter ist, existieren weitere Schwierigkeiten, bedingt durch die Semantik der türkischen und der deutschen Sprache. Eine Verständigung ist äußerst schwierig, wenn man die Aussagen eines älteren türkischen Patienten – ausgedrückt in seinem spezifischen Dialekt und teils in Bildersprache – wortwörtlich ins Deutsche übersetzt. Diese Sätze zu verändern oder zu interpretieren, um infolgedessen eine bessere Verständlichkeit zu erzielen, würde die Authentizität der Patientenaussagen gefährden. (Beispiele: Die wortwörtliche Übersetzung des türkischen Ausdrucks „ciğerim yanıyor“ ist „meine Leber/Lunge brennt“, was aber oft als „großen Kummer haben“ oder „im seelischen Sinne betroffen sein“ zu verstehen ist. Im Ausdruck „Karnım taş gibi“, „mein Bauch ist wie ein Stein“ kann es sich um ein Verdauungsproblem handeln oder aber der Patient möchte damit seine seelische Beschwerde zum Ausdruck bringen.)

Gesundheitskommunikation und E-Health

Für eine gute medizinische Versorgung ist nicht nur die Vermittlung der Patientenbeschwerden und -wertvorstellungen an Ärzte und Pflegepersonal, sondern auch das Verstehen medizinischer Informationen über die eigene Krankheit und diagnostische Verfahren sowie therapeutische Maßnahmen von Seiten des Patienten wichtig. Es ist immer wieder, vor allem in der ersten Generation der Muslime festzustellen, dass ihr Grundwissen über den menschlichen Körper und Krankheiten oft mangelhaft ist. Leider gibt es in Deutschland keine ausreichenden Informationsmöglichkeiten über Gesundheits- und Krankheitsthemen für nicht deutschsprachige Personen in ihren Muttersprachen. Die wenigen vorhandenen Informationsquellen und -materialien sind zudem meistens didaktisch und sprachlich nicht laiengerecht aufbereitet.

Eine Einwilligung des Patienten zu medizinischen Behandlungen und erfolgreiche Durchführung der Therapien kann erst durch eine angemessene Patientenaufklärung erreicht werden. Obwohl jede Patientenaufklärung individuell zu gestalten ist, können allgemeine medizinische Informationen dem Laien schon im Vorfeld bei der Bewahrung seiner Gesundheit oder bei der durchdachten Entscheidungsfindung im Krankheitsfall helfen. Bei dieser allgemein schlechten Informationsversorgung könnte "E-Health" für Muslime, die der Sprache ihres Aufenthaltslandes nicht mächtig sind, eine Alternative darstellen.

Unter E-Health sind Gesundheitsseiten für Laien im Internet zu verstehen, die Informationen über Gesundheitsvorsorge und -verbesserung sowie über Behandlung bzw. Begleitung von akuten und chronischen Erkrankungen beinhalten und zum Teil interaktiv nutzbar sind. Sie können durch ihre Informationsvermittlung in verschiedenen Sprachen einen Beitrag zur besseren informativen Versorgung der nichtdeutschsprachigen Patienten und medizinischen Laien im deutschen Gesundheitssystem leisten; auch wenn sie einen Arztbesuch selbstverständlich nicht ersetzen können. Dieses neue Medium birgt gleichzeitig ein großes Veränderungspotential für das klassische Arzt-Patient-Verhältnis durch seine Einflussnahme auf Transparenz und Qualität der Gesundheitsinformationen. Für eine optimale Nutzung dieses Mediums im Gesundheitswesen müssen die möglichen Chancen sowie die Grenzen und Gefahren für Laien genau festgestellt und etwaige Mängel dementsprechend korrigiert werden. Erst dann kann dieses neue Medium eine wichtige Funktion bei der Versorgung der nichtdeutschen Patienten leisten. Im Anhang 6 (S. 86) befindet sich eine Übersicht einiger nützlicher Gesundheitswebseiten in türkischer, persischer und arabischer Sprache. (Vgl. zu mehr Information Ilkilic, Ince, Pourgholam-Ernst 2004)

2. Religiöse Grundpflichten

Das Pflichtgebet

Anders als beim Fasten sind Muslime im Krankheitsfall vom Pflichtgebet nicht befreit. Falls sie körperlich nicht in der Lage sind, die verschiedenen Gebetshaltungen einzunehmen, können sie entweder liegend durch Aufrichten des Oberkörpers, durch Kopf- oder Augenbewegungen das Gebet imitieren. Wenn es gar nicht anders möglich ist, kann das Gebet auf eine andere Zeit vorschoben werden.

Medizinische Maßnahmen während des Pflichtgebets

Das fünfmalige rituelle Gebet bedeutet für einen Muslim Zusammensein und Kommunikation mit Gott. Ein muslimischer Patient sucht in diesem Gebet Stärke und Kraft, indem er Gott verehrt und sich bei ihm bedankt. Während des Gebets ist er nicht ansprechbar und solange es nicht unbedingt nötig ist, wird er sein Gebet nicht unterbrechen. Ein Pflichtgebet muss aber nicht zu einem bestimmten Zeitpunkt, sondern in einem Zeitraum von zwei bis sechs Stunden – abhängig von der Jahreszeit – verrichtet werden und dauert ca. fünf bis 20 Minuten.

Einige medizinische und pflegerische Maßnahmen (z.B. Blutabnahme, Insulin-Spritze, Blutdruck- und Temperaturmessungen etc.) sind während eines Pflichtgebets nicht möglich. Es ist empfehlenswert, in solchen Situationen dem muslimischen Patienten den ungefähren Zeitpunkt solcher Maßnahmen vorher mitzuteilen, damit er sich darauf vorbereiten kann. Es ist hilfreich, wenn man dem Patienten den Stationsablauf mit den üblichen Essenszeiten, der Medikation und den anderen medizinischen Maßnahmen, ggf. in seiner Muttersprache, am Anfang seines Stationsaufenthaltes aushändigt.

Gebetsraum

Oft wird der muslimische Patient beim Verrichten des Pflichtgebets in einem Mehrbettzimmer von anderen Mitpatienten angestarrt und mit Unverständnis belächelt. Diese unangenehme Situation kann für viele Muslime zur Unterlassung des Gebets führen und dieser Verzicht ruft bei ihnen Unwohlsein hervor. Aus diesen und ähnlichen Gründen wäre ein Gebetsraum für Muslime wichtig. Die in vielen deutschen Krankenhäusern vorhandenen Andachtsräume könnten prinzipiell auch für islamische Gebete genutzt werden. Aufgrund der vorhandenen Skulpturen (Kruzifix etc.) und Bilder fühlen sich jedoch viele Muslime darin nicht wohl. Außerdem entspricht ein Andachtsraum nicht den Anforderungen eines Gebetsraumes.

Wichtig für einen muslimischen Gebetsraum ist zunächst das Vorhandensein eines sauberen Teppichs, da man das Gebet ohne Schuhe auf diesem Teppich – stehend und sitzend – verrichtet. Weiterhin sollte man die Gebetsrichtung gegen Mekka einhalten können. Das entspräche in Deutschland der Richtung Süd-Südosten, welche mit einem Zeichen deutlich gemacht werden kann. Ferner sind für die rituelle Reinigung auch Waschbecken nötig, wenn möglich für jedes Geschlecht separat eingerichtet und durch einen Vorhang voneinander abgetrennt. Da muslimische Männer und Frauen getrennt voneinander beten, ist es sinnvoll, den Gebetsraum ebenfalls mit einem Vorhang in der Mitte zweizuteilen. Einige Koranexemplare, die bei jeder Moscheegemeinde erhältlich sind, könnten auch im Bücherregal stehen.

Freitagsgebet

Eine gemeinsame Verrichtung des Freitagsgebets ist bei Männern Pflicht und den Frauen freigestellt. Dieses Gebet wird von muslimischen Männern sehr ernst genommen - auch von denjenigen, die nicht fünfmal am Tag beten. Es ist für das Stationsteam ratsam, diesen Patienten für das Freitagsgebet die Möglichkeit zu geben in die Moschee zu gehen, es sei denn, dieses ist aus medizinischen Gründen nicht vertretbar.

Fasten

Wie bereits erwähnt, beinhaltet das Fasten den Verzicht auf flüssige und feste Nahrung, Rauchen und Geschlechtsverkehr im Fastenmonat Ramadan von der Morgendämmerung bis zum Sonnenuntergang. Das Fasten ist für viele Muslime eine besondere Erfahrung und ein Erlebnis und gehört trotz der körperlichen Anstrengungen zu den am häufigsten ausgeübten islamischen Grundpflichten. Für einen die islamischen Grundpflichten ernstnehmenden Muslim würde der Verzicht auf das Fasten gewiss sein Wohlbefinden beeinträchtigen.

Im Krankheitszustand kann das Fasten jedoch den Heilungsprozess negativ beeinflussen. Regelmäßige Medikation und einige medizinische Interventionen sind beim Fasten nicht möglich. Injektionen, Infusionen, Nahrungszufuhr durch künstliche Ernährung, Nasen- und Ohrentropfen können beim Fasten nicht verabreicht werden. (Das ist die Ansicht der *hanafitischen* Rechtsschule, der die meisten in Deutschland lebenden Muslime angehören.) Dagegen sind Zahnpflege (mit Zahnbürste), Blutabnahmen, Benutzung von Hautcreme und Augentropfen während des Fastens erlaubt.

Im Koran wird ausdrücklich betont, dass Kranke von der Fastenpflicht ausgenommen sind, ohne dass jedoch die Grenzen detailliert beschrieben werden (Sure 2/184-185). In einem solchen Fall gerät der muslimische Patient in einen Konflikt innerhalb seines Wertesystems zwischen der Wahrung der Gesundheit als ein von Gott anvertrautes Gut einerseits und der von Gott auferlegten islamischen Grundpflicht des Fastens andererseits. Für eine Abwägung zwischen den beiden Gütern ist *medizinische* und *religiöse Aufklärung* erforderlich. Der muslimische Patient soll sowohl von Ärzten über medizinische Folgen seiner Handlung informiert werden, als auch von einem Imam (Prediger und Vorbeter) einer Moscheegemeinde oder einer kundigen Vertrauensperson mit den islamischen Regelungen und vertretbaren Haltungen vertraut gemacht werden. Diese religiöse Aufklärung darf jedoch nicht das Ziel haben den muslimischen Patienten zu überreden – ungeachtet in welche Richtung. Sie soll ihn sachgerecht und unparteiisch informieren. Am Ende soll er selbst seine Gewissensentscheidung treffen. (*Fallbeispiel*: Eine muslimische Patientin auf der psychiatrischen Station in der Psychiatrie lehnte die Medikation ab, weil sie im Monat Ramadan nicht auf das Fasten verzichten wollte. Nachdem sie aber von einem Imam aufgeklärt wurde, hat sie sich mit der medikamentösen Therapie einverstanden erklärt.)

In solchen Situationen ist neben der Intensität der Patientenreligiosität auch der Krankheitsgrad entscheidend. Handelt es sich um eine Krankheitssituation, in der durch das Fasten bzw. durch die Unterlassung der Medikation Lebensgefahr besteht, ist in diesem Fall dem Muslim kein freier Raum für seine Gewissensentscheidungen gelassen. Denn ein durch das Fasten verursachter Tod ist als Suizid zu interpretieren, der im Islam kategorisch verboten ist.

Geht es aber um eine weniger bedrohliche Erkrankung, bei der die therapeutische Intervention verschiebbar ist, kann sie nach Absprache mit dem Patienten auf die Zeit nach dem Ramadan verlegt werden. Ist die Therapie nicht verschiebbar und der Patient legt großen Wert auf das Fasten, sollte an eine mögliche Kombination zwischen Therapie und Fasten gedacht werden. Denn nach dem Sonnenuntergang kann jegliche Arznei eingenommen werden. Dabei ist es wichtig, dass durch das Fasten die medizinische Behandlung nicht beeinträchtigt und keine Verschlechterung der Krankheit verursacht wird.

3. Schamgefühl, Intimsphäre und körperliche Unversehrtheit

Das Schamgefühl ist ein allgemein bei allen Menschen vorzufindendes Gefühl, jedoch von unterschiedlicher Intensität und Ausprägung. Die besondere Stellung des Körpers im islamischen Glauben zieht spezifische Bekleidungsvorschriften und spezielle Umgangsformen zwischen nichtverwandten und unverheirateten Gegengeschlechtern nach sich. Die Bedeckung des Körpers, der Schutz vor Blicken und das Vermeiden von Körperkontakt mit Fremden resultiert aus dem islamischen Verständnis von Schamgefühl, Intimität und körperlicher Unversehrtheit. Diese Handlungsformen weisen somit eine islamisch-moralische Dimension auf. Bei der Frau gehört fast der gesamte Körper – auch das Kopfhaar (Sure 24/31) – zu dem zu verhüllenden Bereich; ausgenommen sind Hände, Füße und Gesicht. Beim Mann sind die Körperteile vom Nabel bis zum Knie zu bedecken, auch wenn eine vollständigere Bekleidung angeraten ist. Um das andere Geschlecht nicht zu erregen, darf die Bedeckung bei beiden Geschlechtern nicht eng oder gar durchscheinend sein, damit Konturen des Körpers nicht zu erkennen sind. Nach dem islamischen

Verständnis der körperlichen Integrität kann ein Körperkontakt (z.B. Händedruck) zwischen nichtverheirateten und nichtverwandten Männern und Frauen für einen Muslim als eine Verletzung der eigenen Intimität wahrgenommen werden.

Bei einem Arztbesuch oder Klinikaufenthalt bleibt eine körperliche Untersuchung unumgänglich. Ein Krankheitsfall stellt in vielerlei Hinsicht einen Ausnahmezustand dar. Dies hat zur Folge, dass manche islamischen Regelungen, die im Alltagsleben gelten, ihre Gültigkeit verlieren oder durch eine Erleichterung teilweise und vorübergehend außer Kraft gesetzt werden können (Das islamische Rechtsprinzip: „Die Notlage macht das Verbotene erlaubt“). Dementsprechend ist der sich bei einer ärztlichen Untersuchung oder einer pflegerischen Tätigkeit ergebende körperliche Kontakt nicht dem Körperkontakt im alltäglichen Leben gleichzustellen.

Islamische Umgangsformen zwischen Männern und Frauen einerseits und die Erklärung eines Krankheitszustandes als Ausnahme bzw. Notlage andererseits werden von in Deutschland lebenden Muslimen unterschiedlich wahrgenommen und interpretiert. Dadurch entstehen in der Praxis verschiedene Verhaltensformen. Manche Muslime würden auch im Krankheitsfall das Entblößen ihres Körpers vor und den körperlichen Kontakt mit einem gegengeschlechtlichen Arzt oder einer Ärztin, Krankenschwester oder Krankenpfleger gerne vermeiden. Eine ärztliche und pflegerische Handlung, die o.g. Gefühle und Prinzipien übersieht oder missachtet, kann unmittelbar das Wohlbefinden des muslimischen Patienten beeinträchtigen. So kann ein Händedruck, der für den Arzt und das Pflegepersonal Ehrlichkeit, Vertrauenswürdigkeit und Hilfsbereitschaft verkörpert, für eine muslimische Patientin peinlich oder unangenehm sein und sogar aufdringlich wirken (vgl. Fallbeispiel 2, S. 93). Manche Muslime akzeptieren dagegen diese „westliche Begrüßungsform“ und würden sich vielleicht bei deren Unterlassung beleidigt fühlen.

Angesichts dieser Sachlage ist es empfehlenswert, schon bei der Aufnahme über die Wertvorstellungen des Patienten zu sprechen. Wenn erwünscht und organisatorisch durchführbar, sollte die medizinische und pflegerische Behandlung der muslimischen Patienten von gleichgeschlechtlichen Ärzten, Ärztinnen und Pflegepersonal durchgeführt werden. (*Fallbeispiel*: Auf einer gynäkologischen Station lehnte eine muslimische Patientin die Untersuchung bzw. Therapie von einem männlichen Arzt ab. Bis man eine Ärztin erreichte, geriet der Krankheitszustand in eine kritische Situation. Fallbeispiel: Ein muslimischer Patient im Alter von 60 Jahren war eine Zeitlang gelähmt und musste im Krankenhaus vom Pflegepersonal gepflegt bzw. gewaschen werden. Später erzählte er über seinen Krankenhausaufenthalt: „Nicht die Krankheit war mir das Schlimmste, sondern von einer fremden Frau gepflegt und gewaschen zu werden.“)

4. Speisevorschriften

„Verboten hat Er euch nur Fleisch von verendeten Tieren, Blut, Schweinefleisch und Fleisch, worüber (beim Schlachten) ein anderes Wesen als Gott angerufen worden ist. Aber wenn einer sich in einer Zwangslage befindet, ohne (von sich aus etwas Verbotenes) zu begehen, trifft ihn keine Schuld. Gott ist barmherzig und bereit zu vergeben“ (Sure 2/173).

Dass die Muslime auf Schweinefleischverzehr verzichten, ist in deutschen Krankhäusern durchaus bekannt und die damit verbundenen Probleme sind durch organisatorische Maßnahmen weitgehend gelöst. Es gibt aber auch Muslime, die darauf achten, dass das zu verzehrende Fleisch nach islamischen Ritualen geschlachtet worden ist (geschächtetes Fleisch). In solchen Fällen wäre es angemessen, diesen Patienten vegetarische Kost anzubieten. Dabei ist zu beachten, dass diese Speisen keine tierischen Fette und keinen Alkohol enthalten. Muslimische Patienten können aber auch aufgrund der unterschiedlichen Küchenkultur die deutschen Speisen ablehnen. Dabei ist zu erwägen, ob der Patient sich die Speisen von zu Hause mitbringen lässt. Nicht unwichtig ist es, auch bei einem Diätplan für Diabetiker die Unterschiede zwischen den Küchenkulturen zu berücksichtigen.

Ein anderes, wenig bekanntes, aber von nicht wenigen muslimischen Patienten geachtetes Gebot verlangt den Verzicht auf Arzneien, die nach den islamischen Quellen als verboten (*Haram*) geltende Mittel beinhalten. Darunter fallen alle alkoholhaltigen flüssigen Arzneien und aus dem Schwein gewonnene Präparate oder Arzneibestandteile wie Gelatine bei Kapseln, Herzklappen u.ä. In einer Überlieferung sagt der Prophet: „Gott hat gegen jede Krankheit ein Heilmittel herabgesandt. Also behandelt diese, aber nicht mit etwas Verbotenem.“ Dieser Prophetenausspruch empfiehlt eine medizinische Behandlung und unterstreicht gleichzeitig die Gültigkeit der islamischen Speisevorschriften auch in einem Krankheitsfall. Somit wird eine Therapie untersagt, die den islamischen Vorschriften widerspricht. Da der Koran explizit jeglichen Genuss von Alkohol, Schweinefleisch u.a. verbietet, sind Bestandteile davon in Arzneimitteln unerwünscht.

Die Ansichten muslimischer Gelehrter sind in der Frage gespalten, welche die angemessene Haltung des Muslims in solchen Situationen ist. Denn neben den genannten Speisevorschriften gibt es in der islamischen Entscheidungsfindung auch den Grundsatz „Notlagen heben Verbote auf". Für die Praxis bedeutet dies, dass die im Normalfall gültigen Verhaltensnormen in einer Ausnahmesituation ihre Geltung verlieren. Wenn man zu verhungern droht, darf der Muslim auch Schweinefleisch verzehren. Wenn es keine alternative Therapie gibt, verlieren die von den Hauptquellen vorgeschriebenen Speisevorschriften ihre Gültigkeit. Deswegen vertritt die Mehrheit der Gelehrten die Ansicht, dass im Falle einer Alternativlosigkeit diese *Haram*-Substanzen in einer Therapie erlaubt sind. In so einer Situation hat letztendlich der Patient die Entscheidung zu treffen. Dafür soll ihm jedoch – wie bereits erwähnt – die medizinische und theologische Aufklärung nicht fehlen. (Vgl. Fallbeispiel 3, S. 94)

5. Krankenbesuch

Mittlerweile gehört die verhältnismäßig hohe Anzahl muslimischer Besucher zum alltäglichen Bild deutscher Krankenhäuser, was auf verschiedene Ursachen zurückzuführen ist. Einen Patienten zu fragen, wie es ihm geht, Anteil zu haben an seinem Leid und Betroffenheitsgefühle und Genesungswünsche vor Ort zum Ausdruck zu bringen gehört zum muslimischen Habitus. Somit ermöglicht ein Krankenbesuch dem muslimischen Besucher die Entfaltung seiner religiösen und traditionellen Identität. Sicherlich wird diese Pflicht noch ernster wahrgenommen, wenn der Kranke zur Familie oder zum engsten Freundeskreis gehört. Für den Patienten bedeutet der Krankenbesuch Anerkennung und Achtung durch sein familiäres und soziales Umfeld und ist ein konkretes Zeichen für die Zugehörigkeit zur Gemeinschaft. Das Ausbleiben dieser sozialen Verpflichtung kann vom Patienten als Isolation und als „sich im Stich gelassen fühlen" interpretiert werden.

Diese Besuche – abhängig von Dauer, Verhaltensweise und Anzahl der Besucher – können jedoch Mitpatienten belasten und von ihnen als „Störfaktor" betrachtet werden oder den Stationsablauf beeinträchtigen. In solchen Situationen ist oft zwischen Besucher bzw. Patienten und Stationsteam ein Kompromiss erforderlich. Wichtig dabei ist die Klarstellung gegenüber dem Patienten und dessen Besucher, dass das Stationsteam einen Krankenbesuch schätzt und respektiert. Ebenso soll aber auch deutlich gemacht werden, dass die Besucher den Stationsablauf beeinträchtigen und Mitpatienten überfordern können. Während ärztlicher und pflegerischer Maßnahmen sollten die Besucher gebeten werden, das Patientenzimmer zu verlassen. Die Bitte, den Besuch kurz zu gestalten und – wenn möglich – in einem Aufenthaltsraum bzw. der Cafeteria fortzusetzen wird oft mit Verständnis aufgenommen.

Beliebt ist in der türkischen Kultur, den Patienten nicht mit Blumen, sondern eher mit selbstgemachten Speisen zu beschenken. Dabei sollte beachtet werden, dass die von zu Hause mitgebrachten Speisen nicht gegen bestehende Diätpläne (vor allem bei Diabetikern) verstoßen.

6. Hygiene

Im Alltag eines Muslims werden zwei Arten von rituellen Waschungen unterschieden: Die *Ganz-* und die *Teilkörperwaschung* (Sure 5/6). Die Ganzkörperwaschung (arab. *Ghusl,* türk. *Gusül*) umfasst die Reinigung des gesamten Körpers durch ein Vollbad. Sie wird nach der Menstruation, dem Wochenbett, dem Geschlechtsverkehr, dem Samenerguss im Schlaf oder oft vor dem Freitagsgebet und nach Bedarf durchgeführt. Manche Muslime würden gerne auch nach einer gynäkologischen Untersuchung oder Darmspiegelung diese große Waschung vornehmen, auch wenn dies keine religiöse Vorschrift ist.

Bei der rituellen Teilkörperwaschung (arab. *Wudu*, türk. *Abdest*), die vor einem Pflichtgebet stattfindet, werden Hände, Mund- und Nasenhöhlen, Gesicht, Arme bis über die Ellenbogen sowie Füße bis über die Knöchel unter fließendem Wasser gewaschen. Vor einem Pflichtgebet wird sie nach dem Stuhlgang, nach dem Wasser lassen, bei Blähungen oder nach Austritt jeglicher Substanzen aus dem Körper, wie Blut oder Eiter, wiederholt. Auch nach dem Tiefschlaf soll sie erneut vollzogen werden.

Diese beiden rituellen Waschungen können nicht durch die im Krankenhaus mit dem Waschlappen durchgeführte übliche Waschung ersetzt werden. Besteht nicht die Möglichkeit, diese Waschungen vorzunehmen, z.B. durch das Fehlen von Wasser etc., so werden sie symbolisch praktiziert (*Tayammum*). Bei Fehlen des dazu nötigen Wassers werden die Hände bis zu den Ellenbogen und das Gesicht mit Erde oder Sand bestrichen. Das Schneiden der Nägel, das Rasieren der Achselhöhlen und der Schamhaare gehört ebenso zur Grundhygiene eines Muslims.

7. Entscheidungsfindung

Familie

Die Entscheidungsfindungen in den muslimischen Familien haben selten einen individualistischen Charakter. Deswegen werden auch bevorstehende große medizinische Interventionen (z.B. Operationen) oft Gegenstand der Familiengespräche. Diese eher auf traditionelle Einstellungen zurückgehende Vorgehensweise kann oft die Bestimmungen des Betroffenen bzw. Patienten durch die Familie beeinflussen. Wie kann aber diese familiäre Einflussnahme festgestellt und wie soll dieses kulturelle Phänomen ethisch beurteilt werden?

Die Feststellung einer familiären Beeinflussung erfordert zunächst eine intensive Kommunikation zwischen dem therapeutischen Team und dem Patienten. Ist eine direkte Interaktion mit dem Patienten wegen der Sprachbarriere nicht möglich, so ist man auf einen als Dolmetscher fungierenden Vermittler angewiesen. Für eine gelungene Verständigung ist in so einem Fall die Unparteilichkeit des Dolmetschers wichtig. Ein Familienmitglied als Dolmetscher würde eine neutrale Informationsvermittlung verhindern.

Die familiäre Einflussnahme auf die Patientenentscheidungen kann als eine klare Verletzung der Selbstbestimmung des Patienten, aber auch als eine Hilfe und Unterstützung für den Betroffenen betrachtet werden. Für eine Beurteilung ist somit in erster Linie die persönliche Einstellung des Patienten entscheidend. Die Gründe für den Wunsch nach einer Familienbeteiligung in einem Entscheidungsprozess können sehr vielschichtig sein. Eine von der Tradition geprägte Autoritätsstruktur in der Familie ist als Anlass für die Akzeptanz der Entscheidung vorstellbar. Bei der Zustimmung des Patienten können statt eines Autoritätsverhältnisses die Überzeugungskraft der Argumente für oder gegen eine medizinische Intervention entscheidend gewesen sein. Ein weiterer Grund für die Zustimmung der familiären Entscheidung kann das volle Vertrauen auf die Familie sein. Dies kommt in der Vorstellung, die eigene Familie könne einem nichts Schlechtes wünschen, zum Ausdruck. Es soll jedoch zugestanden werden, dass die Klärung, ob eine Familienbeteiligung im Entscheidungsprozess vom erwachsenen Patienten erwünscht ist, nicht immer mit absoluter Zuverlässigkeit festzustellen ist.

Imam, Mufti und Fatwa

Ein Muslim kann sich oft in einer Lage befinden, die ihn an seinen religiösen Pflichten zweifeln lässt, so dass er Rat für eine angemessene Entscheidung nach islamischen Handlungsnormen und Wertvorstellungen braucht. In einer solchen Situation kann ihm ein religiöses Gutachten (*Fatwa*) helfen, das in den islamischen Quellen existierende Normen für eine praktische Handlung konkretisiert. So hilft das Fatwa dem Muslim, die Entscheidung zu treffen, welches Verhalten für ihn im gegebenen Falle am ehesten gottgefällig ist. Auf ethischer Ebene formuliert dient das Fatwa dem Muslim zur Beantwortung der Frage: „Was soll ich in dieser Situation als Muslim tun?"

In muslimischen Ländern ist für solche Fälle der *Mufti* zuständig. Nachdem man ihm die Frage in mündlicher oder schriftlicher Form mitgeteilt hat, beantwortet er die Frage unmittelbar danach oder – wenn erforderlich – erst später, nachdem er sich kundig gemacht hat. Wenn ein Muslim die erforderlichen wissenschaftlichen Kompetenzen und persönlichen Charaktereigenschaften besitzt, kann er unabhängig vom Geschlecht Mufti werden. Der Mufti soll in seinem Urteil die Rechtsschule des Fragestellers berücksichtigen und auch dessen individuelle Bedingungen nicht außer Acht lassen. In den muslimischen Ländern gibt es neben den privat wirkenden Muftis auch verbeamtete Muftis. Da es in Deutschland kein offizielles Mufti-Amt gibt, suchen Muslime oft einen Vorbeter der nächsten Moschee (*Imam*) oder eine kundige Vertrauensperson auf und stellen ihre Fragen.

Grundsätzlich nimmt die Anzahl der Anfragen an Imame im Fastenmonat Ramadan zu. In diesen geht es oft um die Problematik des Fastens während einer Erkrankung. Bei der Urteilsfindung soll zwischen der von Gott auferlegten Grundpflicht und der Bewahrung der Gesundheit als ein von Gott anvertrautes Gut abgewogen werden. Neben der religiösen Einstellung des Betroffenen ist auch der Krankheitsgrad für die Beurteilung wichtig. Die Einschätzung des Krankheitsgrades umfasst nicht nur die Sichtweise des Patienten, sondern auch die ärztliche Beurteilung maßgeblich. Deswegen sollte ein Mufti bzw. Imam in seinem Entscheidungsprozess die Meinung des behandelnden Arztes einholen.

Eine entscheidende Frage bleibt, inwiefern ein religiöser Rat verbindlich ist. Die benutzte Methodologie und die persönliche Interpretation des Muftis können unterschiedliche Beurteilungen entstehen lassen. Deswegen ist es nicht selten, dass man zum gleichen Fall unter den Rechtsschulen, aber auch innerhalb ein und derselben Rechtschule verschiedene Entscheidungen findet. Diese auf innerislamische Dynamiken zurückzuführende Meinungsvielfalt sowie das Fehlen einer Hierarchie, wie sie etwa in der katholischen Kirche vorzufinden ist, und andere Gründe verhindern, dass ein religiöser Rat die absolute Verbindlichkeit hat.

Ein weiterer wichtiger Punkt für die Wirksamkeit eines Fatwas in der Praxis ist die religiöse Einstellung des Patienten zum Fatwa-Wesen. Es kann vorkommen, dass der Fragesteller sich mit seiner religiösen Sensibilität bei der Handlungsempfehlung eines Fatwas nicht wohlfühlt und auf die im Fatwa gestatteten Haltungen verzichten will. Bei solchen Gelegenheiten wird im Türkischen der Satz „Hier gibt es die Seite des Fatwas und die Seite der Frömmigkeit" verwendet. Dies impliziert, dass in manchen Situationen neben der im Fatwa nahegelegten Handlungsentscheidung eine andere, aus der persönlichen Frömmigkeit resultierende Gewissensentscheidung stärkere Gültigkeit beanspruchen kann. Die letzte Entscheidungsinstanz bleibt somit das Gewissen des muslimischen Patienten.

Stellvertretende Entscheidung

Umso schwieriger wird es, wenn der Patient überhaupt nicht in der Lage ist zu entscheiden. Die stellvertretende Entscheidungsfindung bei einem nicht einwilligungsfähigen muslimischen Patienten am Lebensende gewinnt somit durch religiöse und traditionelle Gegebenheiten einen äußerst komplexen Charakter. Das Interesse des Patienten und der Familie, die Grenzen der medizinischen Interventionen sowie die Lebensqualität sind dann zentrale Begriffe, deren Inhalt bezüglich der kulturellen Phänomene nochmals durchdacht, konkretisiert und reflektiert werden muss (vgl. Fallbeispiel 4, S. 95)

KAPITEL 4

LEBENSPHASEN

Zusammenfassung

Die menschlichen Lebensphasen werden nicht isoliert von religiös-kulturellen Prägungen wahrgenommen und erlebt. Bei der Beantwortung der Frage, wann das menschliche Leben beginnt, kommt in der innerislamischen Diskussion der Beseelung des Embryos eine unverkennbare Bedeutung zu. Bedingt durch verschiedene Argumente wird ein Schwangerschaftsabbruch abhängig von seinem Zeitpunkt unterschiedlich beurteilt.

Die hohe Wertschätzung des Kindes im Familienleben sorgt für eine positive Einstellung gegenüber modernen Reproduktionstechniken. Ist eine Schwangerschaft auf natürlichem Wege oder mit Hilfe anderer medizinischer Maßnahmen nicht möglich, so wird die In-vitro-Fertilisation unter bestimmten Bedingungen bejaht. Abhängig von der Methode kann allgemein auch von einer positiven Einstellung zu den Methoden der Empfängnisverhütung gesprochen werden.

Mit zunehmendem Alter ist bei Muslimen oft eine Intensivierung ihrer religiösen Sensibilität festzustellen. Diesen Lebensabschnitt in den eigenen vier Wänden zu verbringen und von den eigenen Kindern gepflegt und versorgt zu werden sind dabei wichtige Wünsche. Diese Wünsche sind jedoch nicht unter allen Umständen erfüllbar, Pflege und Versorgung durch Fremde oder ein Aufenthalt in einem Altenheim nicht immer vermeidbar. Um den Bedürfnissen dieser Menschen nachzukommen sollten sowohl in der ambulanten Pflege als auch in den für diese Menschen gedachten Altenheime entsprechende organisatorische und strukturelle Maßnahmen getroffen werden.

Sterbebegleitung eines Muslims ist mit spezifischen Ritualen verbunden, die dem deutschen Krankenhausalltag fremd sind. Das Abschiednehmen des Bekannten- und Verwandtenkreises durch einen letzten Besuch und einige Praktiken wie die Koranrezitation am Sterbebett gewinnen am Lebensende eine besondere Bedeutung. Die Waschung des Toten, die Verrichtung des Totengebets und andere Beerdigungsriten sind nach dem Tod einzuhaltende islamische Vorschriften.

1. Lebensbeginn, Säuglingsalter und Kindheit

Lebensbeginn und Schwangerschaftsabbruch

„Und wahrlich, Wir schufen den Menschen aus einem entnommenen Ton. Dann machten Wir ihn zu einem Tropfen in einem festen Aufenthaltsort. Dann schufen Wir den Tropfen zu einem Embryo, und Wir schufen den Embryo zu einem Fötus, und Wir schufen den Fötus zu Knochen. Und Wir bekleideten die Knochen mit Fleisch. Dann ließen Wir ihn als eine weitere Schöpfung entstehen. Gott sei gesegnet, der beste Schöpfer! Dann werdet ihr nach all diesem sterben. Dann werdet ihr am Tag der Auferstehung auferweckt werden“ (Sure 23/12-16).

Dem Zeitpunkt der Beseelung kommt in den Diskussionen über den Beginn des menschlichen Lebens und den Schwangerschaftsabbruch eine zentrale Bedeutung zu. Obwohl es im Koran keine konkreten Angaben über den genauen Zeitpunkt der Beseelung gibt, erlangte die folgende Berechnung in der innerislamischen Debatte eine gewisse Geltung: Basierend auf einem Prophetenausspruch werden für alle in den oben zitierten Versen genannten Entwicklungsstadien bis hin zur Einhauchung der Seele, also vom Wassertropfen zum Embryo bis hin zum Fötus, jeweils 40 Tage berechnet. Insgesamt sind es somit 120 Tage bis zum Zeitpunkt der Beseelung. Es gibt jedoch andere Prophetenaussprüche, die zu anderen Zeitpunkten (40. und 80. Tag) den Embryo als beseelt erklären.

Es gibt zwischen, aber auch innerhalb der verschiedenen Rechtsschulen unterschiedliche Meinungen über die Beurteilung des Schwangerschaftsabbruchs, die hier nicht alle detailliert behandelt werden können. Man kann von drei Hauptpositionen bei der Beurteilung des Schwangerschaftsabbruchs sprechen:

a) Ein Schwangerschaftsabbruch ist auch ohne triftigen Grund bis zum Zeitpunkt der Beseelung (bis zum 120. Tag der Schwangerschaft) erlaubt.

b) Er ist nur mit triftigem Grund bis zum Zeitpunkt der Beseelung erlaubt.

c) Er ist nach der Befruchtung der Eizelle verboten.

Die Rechtsgelehrten sind sich über die Vertretbarkeit eines Schwangerschaftsabbruchs für den Fall einig, wenn das Leben der Mutter durch eine Schwangerschaft gefährdet ist. Dann kann ein Schwangerschaftsabbruch unabhängig vom Zeitpunkt der Schwangerschaft durchgeführt werden. Abgesehen von dieser Notlage ist ein Abbruch nach dem 120. Tag der Schwangerschaft durch kein anderes Argument (Lebensplanung, soziale und finanzielle Gründe etc.) legitimierbar.

Aufgrund dieser rechtsethischen Diskussionen, aber auch aufgrund soziopolitischer Gegebenheiten wird der Schwangerschaftsabbruch in den muslimischen Ländern juristisch unterschiedlich geregelt. Eine neue und immer stärker werdende Tendenz unter den muslimischen Intellektuellen und Gelehrten setzt den Schwerpunkt auf die Befruchtung der Eizelle. Ab diesem Zeitpunkt beginnt das menschliche Leben und dem Embryo kommt volle Schutzwürdigkeit zu. Danach ist ein Schwangerschaftsabbruch nur dann vertretbar, wenn das Leben der Mutter durch die Schwangerschaft gefährdet wird.

Diese komplexe Diskussionslage überfordert oft eine – die islamischen Handlungsnormen ernstnehmende – muslimische Frau, die vor einer konfliktträchtigen Entscheidung steht. Zusätzlich soll unterstrichen werden, dass die Entscheidungen der Frauen innerhalb des gesetzlichen Rahmens der jeweiligen europäischen Länder getroffen werden müssen, welcher sich von Land zu Land unterscheidet.

Geburt

Das islamische Verständnis von Leiblichkeit, körperlicher Unversehrtheit, Schamgefühl und spezifischen Handlungsnormen im Umgang fremder Menschen verschiedenen Geschlechts miteinander beinhalten während der Geburt besondere Umgangsformen mit der werdenden Mutter. So wünschen muslimische Schwangere oftmals, dass die Entbindung von einer Ärztin bzw. von weiblichem Krankenhauspersonal begleitet wird.

Nach der Geburt dauert das Wochenbett 40 Tage, während derer die Mutter als besonders schutzwürdig gilt und ihr Ruhe gegönnt werden soll. Sie ist in dieser Zeit nicht zu den üblichen religiösen Pflichten wie dem Fasten oder dem täglichen Gebet verpflichtet. Geschlechtsverkehr ist ihr in dieser Zeit untersagt. Oft wird ihr zu Hause von Angehörigen geholfen und sie wird vom Bekanntenkreis verwöhnt. Es finden während dieser Zeit auch aus dem Volksglauben stammende Rituale und Zeremonien statt, die geographisch stark voneinander abweichen.

Die Geburt eines Kindes ist ein einzigartiges Erlebnis und Anlass großer Freude für Familie und Verwandtschaft. Im islamischen Glauben kommt das Kind als Muslim auf die Welt. Es ist keine Zeremonie nötig, um es in die Religionsgemeinschaft aufzunehmen. Unmittelbar nach der Geburt wird der Gebetsruf des Muezzins (arab. *Adhan,* türk. *Ezan)* in das Ohr des Kindes rezitiert. Empfehlenswert ist es, den Eltern im Kreißsaal für dieses Ritual einen ruhigen Ort zu verschaffen. Entweder unmittelbar nach der Ezan-Rezitation oder am siebten Tag nach der Geburt findet die Namensgebung statt. Nach einer bestimmten Zeit nach der Geburt werden

Verwandte und Nachbarn zum Gastmahl (*Aqiqa*) eingeladen und den Armen wird Geld gespendet.

Stillen

Das Stillen eines Säuglings ist eine wichtige Verpflichtung der Mutter, welches auch in den islamischen Grundquellen große Achtung findet. Das durch das Stillen entstehende Verhältnis zwischen Kind und Mutter (bzw. Kind und Amme) hat für das spätere Familien- und Sozialleben Konsequenzen. Die Bereitschaft zum Stillen ist unter muslimischen Frauen relativ hoch. Es lässt sich jedoch innerhalb dieser Bevölkerungsgruppe ebenso eine leichte Beeinflussung durch Werbung für Babynahrung und dadurch ein unnötig frühzeitiges Abstillen feststellen. Einige muslimische Frauen meinen, dem Kind außer der Brust noch zusätzlich die Flasche anbieten zu müssen.

Beschneidung

Sicherlich ist die Beschneidung (arab. *Khitan*, türk. *Sünnet*) eines der wichtigsten religiösen Rituale für einen muslimischen Jungen in seiner Kindheit. Die Beschneidung wird auf den Propheten Abraham zurückgeführt. Obwohl die Beschneidung im Koran explizit nicht genannt wird, gibt es zahlreiche Prophetenaussprüche, die darauf hinweisen. Beschneidung bedeutet die Entfernung der Vorhaut (Präputium) des männlichen Glieds, sodass die Eichel des Penis völlig entblößt ist. Über den angemessenen Zeitpunkt für die Beschneidung des Knaben gibt es in den Rechtsschulen unterschiedliche Meinungen. Sie kann vom siebten Tag nach der Geburt an bis zur Volljährigkeit stattfinden. Sowohl für den Beschneidungstermin als auch für die Art und Weise der Feierlichkeiten vor und nach der Beschneidung sind geographische, soziokulturelle und finanzielle Bedingungen entscheidend.

Im Gegensatz zur männlichen, leicht verheilenden, nicht weiter beeinträchtigenden Beschneidung ist die Mädchenbeschneidung („Female Genital Mutilation“ (FGM): weibliche Genitalverstümmelung) ein erheblicher Eingriff in die körperliche Unversehrtheit und mit Schmerzen und nachhaltigen körperlichen sowie seelischen Beschwerden verbunden. Wird sie unter mangelhaften hygienischen Bedingungen durchgeführt, kann sie Verblutungen und gefährliche Infektionen verursachen, die bis zum Tode führen. Die Mädchenbeschneidung wird in der islamischen Welt als eine eher geographisch und traditionell bedingte Sitte ohne jegliche religiöse Verbindlichkeit gesehen und abgelehnt. Die Mädchenbeschneidung ist den Türken beispielsweise unbekannt, sie wird jedoch in Ost- und Westafrika und bei Angehörigen der Süd-Sahara-Völker von Muslimen und Christen praktiziert.

Volljährigkeit

Die Volljährigkeit wird nicht mit einem bestimmten Lebensalter gleichgesetzt, sondern nach körperlicher und geistiger Entwicklung der Person bestimmt. Auch wenn man für die Volljährigkeit bestimmte Jahresangaben macht, wie neun bis dreizehn Jahren bei Mädchen und elf bis fünfzehn Jahren bei Jungen, ist das „Erwachsensein" entscheidend. Gewöhnlich werden Kinder in diesem Lebensabschnitt mit islamischen Handlungsnormen und Pflichten vertraut gemacht.

2. Das kranke Kind muslimischer Eltern

Der islamische Glaube konzipiert einige Rechte und Verpflichtungen im Eltern-Kind-Verhältnis. Die Eltern sind verantwortlich für die Durchführung erforderlicher Maßnahmen, um die Gesundheit ihres Kindes zu bewahren und im Krankheitsfall wiederherzustellen. Das Kind hat einen Anspruch auf körperliche Unversehrtheit und auf präventive und kurative Gesundheitsfürsorge. Sicherlich werden diese elterlichen Verpflichtungen nicht isoliert vom eigenen Glauben und eigenen Wertvorstellungen wahrgenommen und praktiziert. Die Kinder sind erst nach ihrer Volljährigkeit bzw. Mündigkeit Adressat der islamischen Gebote und Verbote, auch wenn angeraten wird, sie früher mit ihnen vertraut zu machen. Angesichts dieser Sachlage ist es aus der Perspektive der muslimischen Eltern selbstverständlich, dass man während eines Krankenhausaufenthaltes die islamischen Speisevorschriften oder Umgangsformen zwischen Männern und Frauen achtet. So könnte von muslimischen Eltern eine schweinefleischfreie Kost im Krankenhaus verlangt werden. Ebenso besteht häufig der Wunsch, dass Mädchen ab der Pubertät von einer Ärztin untersucht und von einer Krankenschwester betreut werden.

Aus unterschiedlichen Gründen ist es durchaus möglich, dass in manchen Fällen die Entscheidung der muslimischen Eltern mit ärztlichen Empfehlungen in Konflikt gerät. Eine angemessene Umgangsweise mit solchen Interessenkonflikten erfordert eine genaue Analyse des Konfliktes. In diesen Situationen gewinnen die viel diskutierten medizinethischen Begriffe wie das beste Interesse des Patienten, die kindliche Autonomie oder die Einwilligungsfähigkeit, durch kulturelle Unterschiede und religiöse Wertvorstellungen einen noch komplexeren Charakter.

Neben diesen Konfliktbereichen medizinethischer Art beeinflussen andere Einstellungen der muslimischen Eltern den Umgang mit ihren kranken Kindern. Oft werden die somatischen Symptome (Fieber, Husten, Appetitlosigkeit, Schmerzen, Hautausschlag etc.) der Kinder mit einer besonderen Aufmerksamkeit wahrgenommen und danach wird sofort ein Arztbesuch unternommen. Dagegen werden psychische Symptome (Lernschwierigkeiten, Aggression, Depression etc.) oder seelische Entwicklungsstörungen oft verkannt, übersehen oder verdrängt. Deswegen gewinnen bei den Kindern solcher Familien die regelmäßigen Kontrolluntersuchungen (U1-9) eine zusätzliche Bedeutung. Es ist oft eine intensive Aufklärungsarbeit nötig, um die Familien von der Wichtigkeit dieser Untersuchungen zu überzeugen. Wahrscheinlich führt die allgemeine Vorstellung, dass man erst nach Ausbruch einer Erkrankung einen Arzt besucht dazu, dass die Bedeutung präventiver Untersuchungen verkannt und unterschätzt wird. Nach statistischen Angaben werden diese Kontrolluntersuchungen unter den türkischen Eltern signifikant weniger wahrgenommen als es bei der deutschen Bevölkerung der Fall ist.

Eine besondere Schwierigkeit erlebt man in der Praxis, wenn es um chronische Kinderkrankheiten und die damit verbundenen medizinischen Maßnahmen geht. Eine optimale medizinische Versorgung dieser Kinder hängt von einer intensiven Aufklärung der Eltern ab. Sie sollten über den Charakter der chronischen Krankheit, die damit verbundenen medizinischen Maßnahmen, Umgangsformen und Diätvorschriften ausführlich und gegebenenfalls in ihrer Muttersprache informiert werden.

3. Ehe

Rollenverteilung

Das islamische Menschenbild erklärt Mann und Frau vor Gott einander ebenbürtig und gleichwertig. Aufgrund ihres Wesens kommt ihnen eine Wertgleichheit zu. Dasselbe Menschenbild unterstreicht jedoch die unterschiedliche Natur von Mann und Frau und leitet daraus eine differenzierte Aufgabenverteilung bzw. verschiedene Rechte und Pflichten im Familienleben ab. Nach dieser Rollenverteilung hat der Mann die Unterhaltspflicht und ist verantwortlich für die Versorgung der Familie. Die Frau ist für die Kindererziehung und den Haushalt zuständig. Diese Rollen werden nicht als konkurrierend, sondern als ergänzend betrachtet. In vielen muslimischen Ländern besteht jedoch eine Diskrepanz zwischen dieser Lehre und der alltäglichen Wirklichkeit. Benachteiligung und Diskriminierung der Frauen in vielen Lebensbereichen, heutzutage eine unverkennbare Realität, lassen sich eher auf die ethnisch bedingten Sitten und traditionellen Gesellschaftsstrukturen zurückführen als auf religiöse Grundsätze.

Eheschließung

Die islamischen Quellen machen für die Stabilität der gesellschaftlichen Struktur die Familie verantwortlich und institutionalisieren diese kleinste Lebensgemeinschaft mit mehreren Handlungsprinzipien. Ist eine Muslimin oder ein Muslim in der Lage, die erforderlichen Voraussetzungen und Verpflichtungen der Ehe zu erfüllen, so obliegt ihr oder ihm die Gründung einer Familie. Während Geschlechtsverkehr in einer außerehelichen Beziehung sowohl für den Mann als auch für die Frau verboten ist, ist er in der Ehe legitimiert. Ein Verzicht auf das Sexualleben wie im Mönchtum oder Zölibat wird von den islamischen Grundquellen verpönt. Neben der Schaffung einer stabilen Gesellschaftsstruktur und der legitimen Befriedigung des Sexualtriebs ist auch die Zeugung von Nachkommenschaft ein elementarer Zweck der Ehe.

Kinderlosigkeit und künstliche Befruchtung

Zeugungsunfähig zu sein ist ein Funktionsausfall des Körpers, dessen Bewertung sehr stark von kulturellen Prägungen und Wertvorstellungen des Einzelnen abhängt. Zwar liegen hierbei keinerlei körperliche Schmerzen auf Seiten des Patienten vor, jedoch kann der „seelische Schmerz“, den der Betroffene erleidet, je nach seinem kulturellen und sozialen Umfeld, mehr oder weniger stark sein. Für Muslime bedeuten Kinder Lebensglück und sie gehören zu den schönsten Gottesgaben. Unfruchtbarkeit kann bei dem Betroffenen Minderwertigkeitsgefühle auslösen, auch wenn diese religiös keineswegs zu begründen wären. In manchen muslimischen Kulturkreisen wird im Falle eines unerfüllten Kinderwunsches dies zuerst der Frau angelastet und sie wird einer medizinischen Untersuchung unterzogen.

Die unbestreitbare Bedeutung der Nachkommenschaft hat in der Gegenwart bei der ethischen Beurteilung der neuen Reproduktionstechniken für eine positive Einstellung gesorgt. Wenn durch natürliche Wege und mit Hilfe anderer therapeutischen Maßnahmen keine Schwangerschaft möglich ist, so ist die Befruchtung außerhalb des Körpers im Zuge der *In-vitro-Fertilisation* unter bestimmten Bedingungen erlaubt. Die wesentlichen davon sind: Sowohl die Eizelle als auch der Samen sollen von rechtsgültig verheirateten Ehepartnern stammen und die befruchteten Eizellen sollen in die Gebärmutter der Ehefrau implantiert werden. Umstritten ist die Frage danach, wie mit den nach einer In-vitro-Fertilisation übrig gebliebenen Embryonen zu verfahren ist. Obwohl manche muslimische Autoritäten der Embryonenforschung gegenüber positiv eingestellt sind, betrachten andere solche Forschungen als mit dem islamischen Menschenbild nicht vereinbar. Einheitlich abgelehnt wird jedoch die Geschlechtswahl durch eine *Präimplantationsdiagnostik*.

Empfängnisverhütung

Aufgrund der zustimmenden Haltung des Propheten Muhammed zur damaligen Verhütungspraxis durch den Coitus Interruptus wird die Verhütung im Rahmen einer Familienplanung als erlaubt erklärt. Die Methoden, die eine Befruchtung der Eizelle nur vorübergehend verhindern, wie der Coitus Interruptus, ovulationshemmende Medikamente, chemische oder mechanische Mittel (Vaginalschaum, Scheidendiaphragma, Kondome etc.) werden in der Verhütungspraxis benutzt. Dagegen wird die Spirale (IUP: Intrauterine Pessare) von manchen Gelehrten abgelehnt, weil sie nicht die Befruchtung, sondern die Einnistung der befruchteten Eizelle verhindert und mit einer Abtreibung vergleichbar ist. Eindeutig abgelehnt werden die irreversiblen Verhütungsmethoden wie Sterilisation, Kastration und Samenstrangdurchtrennung - es sei denn es liegt eine schwerwiegende medizinische Indikation vor.

4. Altern

„... Und zu den Eltern (sollst du) gut sein. Wenn einer von ihnen (Vater oder Mutter) oder (alle) beide bei dir (im Haus) hochbetagt geworden (und mit den Schwächen des Greisenalters behaftet) sind, dann sag nicht ‚Pfui!' zu ihnen und fahr sie nicht an, sondern sprich ehrerbietig zu ihnen, und senke für sie in Barmherzigkeit den Flügel der (Selbst-)Erniedrigung und sag: ‚Herr! Erbarm dich ihrer (ebenso mitleidig), wie sie mich aufgezogen haben, als ich klein (und hilflos) war!'" (Sure 17/23-24)

Das Altern als ein Teil der individuellen Lebensgeschichte und als ein Prozess mit sozialen und kulturellen Komponenten ist sicherlich nicht auf einen biologisch-organischen Vorgang zu reduzieren. Das Verstehen und Erleben des Altseins wird von kulturellen und religiösen Wertvorstellungen geformt und geprägt. Altsein wird in der muslimischen Bevölkerung oft als ein Lebensabschnitt wahrgenommen, der zur Natur des Menschen gehört. Maßnahmen mit dem Ziel, diesen Prozess zu verschieben oder zu verheimlichen (Schönheitsoperationen etc.) werden oft als lächerlich empfunden. Die eigene Mobilität, alltäglichen Bedürfnissen selbst nachzukommen und nicht pflegebedürftig zu sein, sind wiederum wichtige Anliegen in diesem Lebensabschnitt. Ist man jedoch pflegebedürftig, gewinnt der Wunsch, von den eigenen Kindern gepflegt und versorgt zu werden besondere Bedeutung.

Versorgung und Pflege der hilfebedürftigen Eltern gehören im Islam zu den wesentlichen Aufgaben der Kinder. Aus unterschiedlichen Gründen kann diesen Verpflichtungen im modernen Leben nicht nachgekommen werden. Die Arbeitsbedingungen und die auf die Kernfamilie ausgerichteten in der Regel relativ kleinen Wohnungen lassen kaum Möglichkeiten für das Zusammenleben in einer Großfamilie zu. In diesen Situationen steht für die Eltern der Aufenthalt in einem Altersheim als Alternative zur Verfügung.

Die Tatsache, die eigenen Eltern nicht selbst versorgen bzw. pflegen zu können und sie in einem Altersheim wohnen zu lassen, wird jedoch von vielen Muslimen als verantwortungslose Haltung und Vernachlässigung der elementaren familiären Pflichten gegenüber den Eltern betrachtet. Sie wird nicht selten als eine Schande für die Kinder und als deren Versagen empfunden. Diese Haltung wird auch von vielen muslimischen Gelehrten und Intellektuellen als Anpassung an die überwiegend in Europa beobachtete Lebensweise und somit als Abrücken von den islamischen Werten interpretiert.

Mehrheitlich wünschen sich die Muslime im hohen Lebensalter einen Aufenthalt bei ihren Kindern oder in ihren eigenen vier Wänden. Dennoch wird für viele ein Aufenthalt in einem Altenheim unvermeidbar sein. Wissenschaftliche Studien prognostizieren über zwei Millionen in Deutschland lebende Muslime im Alter von über 60 Jahren für das Jahr 2030. Aufgrund der heutigen Arbeits- und Lebensbedingungen ist bei diesen Menschen mit einem vorzeitigen Altern zu rechnen, welches schon jetzt eine effektive und sachgemäße Altersplanung erfordert. In Deutschland laufen darüber bereits einige wissenschaftliche Studien und praxisorientierte Pilotprojekte (vgl. Anhang 2).

Mit dem Altern, einem unmittelbar vor dem Tod liegenden Lebensabschnitt, ist bei den Muslimen oft eine Intensivierung ihrer religiösen Sensibilität festzustellen. Sowohl der ambulanten Pflege als auch den für diese Menschen gedachten Altenheimen obliegt es, dieser Sensibilität nachzukommen. Eine für den muslimischen Alltag geeignete Raumgestaltung und einige organisatorische Maßnahmen in der Küche sind für solche stationären Einrichtungen von zentraler Bedeutung. Neben der Berücksichtigung der islamischen Speisevorschriften sollte eine flexible Umordnung während des Monats Ramadan in der Küche möglich sein. Ebenso sollten besondere Räumlichkeiten wie ein Gebetsraum und ein Besuchsraum, der für eine größere Besucherzahl ausgelegt ist, vorhanden sein. Wichtig ist es auch für den Tod und die damit verbundenen Rituale geeignete Räume zur Verfügung zu stellen.

5. Tod, Trauer und religiöse Rituale

Das Todesverständnis und der Jenseitsglaube

Der Tod als existenzielle allgemeinmenschliche Erfahrung betrifft im islamischen Glauben sowohl die Leiblichkeit als auch die Geistigkeit des Menschen. Der Glaube an das Jenseits, an die Auferstehung nach dem Tod sowie an das Jüngste Gericht gehört zu den wesentlichen Glaubenssätzen des Islam. Der Koran versteht den Tod nicht als das Ende des Menschen, sondern als Tor vom Diesseits zum Jenseits. Der Tod ist als Heimkehr zum Schöpfer zu verstehen. Die Seele verlässt im Sterbeprozess den Körper bis zum Tag der Auferstehung, an dem sich beide wieder miteinander vereinen werden. Nachdem der Todesengel (*Azrail*) die Seele des Verstorbenen vom Körper getrennt hat, findet im Grab eine Befragung statt. Danach harrt die Seele des Verstorbenen bis zum Jüngsten Gericht entweder in gelassener oder angstvoller Erwartung aus.

Die Welt und alle Wesen auf ihr werden nach islamischem Glauben zu einem bestimmten Zeitpunkt, der von Gott festgesetzt ist, untergehen. Diese auch dem Propheten Muhammed verborgene Zeit heißt *Yaum al-Qiyama,* der Jüngste Tag. Nachdem alles Existierende vernichtet wurde, werden die Menschen, die seit Anbeginn auf Erden gelebt haben, zum Leben erweckt und vor Gottes Gericht gebracht (*Haschr*, d.h. Versammlung der Toten). Am Jüngsten Gericht werden alle Taten des Menschen durch eine himmlische Waage abgewogen und es wird über die Belohnung oder Bestrafung des Menschen entschieden. Die getroffene Entscheidung ist als ein Zeichen der göttlichen Gerechtigkeit zu verstehen.

Der letzte Besuch

Nach islamischem Glauben würde Gott aufgrund seiner Barmherzigkeit die Unterlassung religiöser Pflichten oder das Begehen von Sünden verzeihen, nicht aber die Fehler, die gegen eine menschliche Person begangen worden sind. Die zwischenmenschlichen Rechtsverletzungen und Beleidigungen sollen unter den Betroffenen geregelt werden. Zu deren Wiedergutmachung ist die persönliche Entschuldigung beim Betroffenen zu empfehlen. Aus dieser Perspektive gewinnt „der letzte Besuch" bei einem kurz vor dem Sterben stehenden Muslim eine besondere Bedeutung und erfüllt eine wichtige Funktion. Infolgedessen ist der bewusste Zustand vor dem Tod sowohl für den Sterbenden als auch für seinen Bekanntenkreis die letzte Chance, begangene Fehler wieder gut zu machen bzw. zu verzeihen. Der „letzte Besuch" darf jedoch nicht auf die bloße Regelung einer Rechtsverletzung reduziert werden. So ist er ebenso eine Ausdrucksform der Freundschaft und Solidarität. Zusätzlich bietet er dem Besucher die Möglichkeit, über sein Leben nachzudenken und sich selbst zur Rechenschaft zu ziehen, was in den Prophetenaussprüchen nachdrücklich empfohlen wird.

Wegen der genannten Gründe kann die hohe Anzahl an Besuchern im Stationsalltag einige Schwierigkeiten mit sich bringen. Diese Besucher und die Koranrezitation am Sterbebett können sowohl für das Krankenhauspersonal als auch von den Mitpatienten als Belastung empfunden oder vom Krankenhauspersonal als eine Anstrengung für den Sterbenden betrachtet werden. Besonders kompliziert ist es, wenn der muslimische Patient sich auf einer Intensivstation aufhält. Dort müssen strikte Regeln der Hygiene und Therapiemaßnahmen eingehalten werden, was mit einer Beschränkung von Besucherzahl und Besuchszeit einher geht. Wie bereits erwähnt, ist in solchen Situationen ein gezieltes Konfliktmanagement gefragt.

Die Rituale beim Sterbenden und Verstorbenen

Die in islamischen Quellen beschriebene Sinndeutung des Todes wird von Muslimen im Alltag durch Redewendungen folgendermaßen wiedergegeben. „So wie wir auf die Welt gekommen sind, so werden wir auch von ihr scheiden. Möge Gott ein schönes Ende ermöglichen.“ Und „Gott möge uns am Ende Koran (d.h. Koranrezitation) und *Iman* (Glaube, d.h. Aussprache des Glaubensbekenntnisses) ermöglichen“. Damit kommt die Wichtigkeit der Koranrezitation am Sterbebett und die Artikulation des Glaubenssatzes zum Ausdruck. Der Koran und ebenso der Glaubenssatz können bei dem sterbenden Muslim von einem Vorbeter (*Imam*), aber auch von einem arabisch-lesenden Muslim rezitiert und vorgesprochen werden.

Die Sterbebegleitung ist in der islamischen Kultur nicht professionalisiert und wird oft von den Angehörigen übernommen. Wenn aber der sterbende Muslim niemanden hat oder die Familie sich überfordert fühlt, so kann ein Imam – wenn möglich nach Rücksprache mit dem im Sterben liegenden Patienten oder der Familie – eingeladen werden. Daher ist es sinnvoll, sich vorher die Telefonnummern einiger Moscheegemeinden zu notieren. Ebenso empfehlenswert ist es, für die ganze Sterbebegleitung ein Einbettzimmer zur Verfügung zu stellen.

Nach dem Sterbeprozess werden die Hände des Verstorbenen – je nach Rechtsschule – auf dem Bauch gekreuzt oder beiseite gelegt, die Augenlider geschlossen und das Kinn mit einem Stück Stoff festgebunden. Dann wird die Kleidung ausgezogen und der Körper in einen Stoff gehüllt. Nach dem Sterbeprozess gehört der Verstorbene der

Erde, weswegen die Beisetzung schnell, möglichst am selben oder am nächsten Tag stattfinden sollte. Davor wird eine rituelle Waschung des gesamten Körpers durchgeführt.

Bei der Waschung, die von einer muslimischen Person gleichen Geschlechts durchzuführen ist, darf das Wasser weder zu heiß noch zu kalt sein – wie bei einem lebendigen Menschen. Die sanfte körperliche Behandlung des Verstorbenen resultiert aus dem Leiblichkeitsverständnis und der Unversehrtheit des verstorbenen Körpers. Nach der Waschung wird der Verstorbene mit einem weißen Totentuch umhüllt. Dieses Tuch soll einfach sein und keinen Saum haben, genauso wie das weiße Tuch von Pilgern in Mekka. Danach wird der Verstorbene in einen einfachen Sarg gelegt, der nur für den Transport zum Grab dient.

Die Waschung des muslimischen Verstorbenen ist eine zentrale Pflicht der Hinterbliebenen. Sie kann nicht in allen Krankenhäusern problemlos durchgeführt werden. Dafür ist ein Raum nötig, der bestimmte Anforderungen dieses Rituals erfüllen muss. Als Notlösung können die Obduktionstische in Pathologiesälen empfohlen werden, da dort auch die Möglichkeit besteht, dass das für die Waschung benutzte Wasser abfließen kann.

Eine der wichtigsten Pflichten der muslimischen Gemeinde dem Verstorbenen gegenüber ist die Verrichtung des Totengebetes durch einen Imam. Vor der Bestattung wird nach der Meinung der Gemeinde über den Verstorbenen gefragt und vom Vorbeter empfohlen, dass die Gemeindemitglieder alle seine gegenüber Mitmenschen begangenen Fehler verzeihen. Der muslimische Verstorbene wird ohne Sarg, verhüllt mit dem Totentuch, auf die rechte Seite ins Grab gelegt und das Gesicht nach Mekka gerichtet wie beim fünfmaligen Gebet. Die Verbrennung von Toten wird von Muslimen kategorisch abgelehnt.

Trauer

Die Trauer mit Schreien und Wehklagen wurde vom Propheten Muhammed untersagt. Stattdessen soll man sich den Verstorbenen mit seinen guten Taten in Erinnerung rufen. Dennoch begegnet man in der Praxis dramatischen Szenen mit Weinen, Schreien und Wehklagen. In solchen Situationen ist es empfehlenswert, den Verstorbenen in ein Einbettzimmer zu verlegen, damit die emotionale Phase unabhängig vom Stationsablauf stattfinden kann und Angehörige von dem Verstorbenen Abschied nehmen können.

In der islamischen Welt findet man unterschiedliche Formen der Trauer. Bei den Türken ist es weit verbreitet, dass man sich sieben Tage lang hintereinander im Hause des Verstorbenen versammelt, den Koran und Bittgebete rezitiert und um Verzeihung für die Sünden des Verstorbenen bei Gott bittet. In dieser Zeit wird die betroffene Familie oft von Nachbarn mit Speisen versorgt, da man davon ausgeht, dass sie angesichts der Trauer keine Kraft findet, etwas zu kochen. Am siebten Tag gibt die Familie des Verstorbenen ein Gastmahl für den Bekanntenkreis. Vor dem Gastmahl wird wieder der Koran rezitiert und gebetet sowie der Verstorbene mit seinen guten Eigenschaften und Taten in Erinnerung gerufen. Je nach Region und Einstellung der Familie wird dieses Gastmahl auch am 40., 52. und am Jahrestag des Verstorbenen wiederholt.

Totgeburt

Falls ein Kind stirbt, wird es unabhängig vom Lebensjahr als Mitglied der muslimischen Gemeinde ebenfalls gewaschen, das Totengebet verrichtet und dann begraben. Wenn es um die Beisetzung von Totgeburten geht, ist im islamischen Glauben nicht das Gewicht – entsprechend der deutschen Regelung – entscheidend. Obwohl man unter den Gelehrten nicht von einem absoluten Konsens sprechen kann, ist entweder die Entwicklung der Organe oder der Zeitpunkt der Totgeburt maßgeblich. Nach dem 120. Tag (Zeitpunkt der Beseelung) oder bei erkennbaren Körperorganen wie Arme, Hände oder Füße wird bei einem Totgeborenen die Ganzwaschung durchgeführt und es anschließend begraben. Das Totengebet wird nicht verrichtet.

Obduktion

Die Obduktion wurde weder im Koran noch in Sunna (Tradition des Propheten Muhammad) explizit behandelt und beurteilt. Dennoch bekommt der folgende Prophetenausspruch (Hadith) einen zentralen Stellenwert in den Stellungnahmen zur Obduktion. „Das Zerbrechen von Knochen eines Toten ist wie die entsprechende Schädigung eines Lebenden [zu beurteilen].„ Nicht zuletzt aufgrund dieses Hadiths wird eine Leichenöffnung von den Muslimen als eine Integritätsverletzung des menschlichen Körpers betrachtet. In der islamischen Welt wird die Beurteilung einer Obduktion von den gegebenen Umständen und deren Ziel abhängig gemacht und deswegen die forensische und klinische Obduktion unterschiedlich bewertet.

Der *forensischen Obduktion* liegt das Ziel zu Grunde, einen unklaren und nichtnatürlichen Todesfall durch eine Leichenöffnung aufzuklären. Hierbei werden Todeseinflüsse und Körperschädigungen durch Fremdverschulden aufgedeckt bzw. ausgeschlossen. Es kann in der innerislamischen Diskussion allgemein von einer bejahenden Einstellung gesprochen werden, wenn es sich um die Aufklärung eines verdächtigen

Todesfalles handelt. Dabei wird der Bestrafung der Mörder bzw. der Entlastung von Verdächtigen ein größerer Wert beigemessen, als die durch eine Sektion durchgeführte Verletzung der körperlichen Integrität. Gerechtigkeit, Rechtssicherheit und Allgemeinwohl der Gesellschaft (*Maslaha*) sind andere Güter, die gegenüber der Unversehrtheit des Toten Vorrang haben.

Die *klinische Obduktion* dient der Klärung der Todesursache und des Krankheitsablaufs. Sie wird als letzte ärztliche Leistung verstanden und trägt zu der Qualitätssicherung von Diagnostik, Therapie und ärztlichen Leistungen bei. Bei der islamischen Beurteilung der klinischen Obduktion steht wiederum die Klärung des gesellschaftlichen Nutzens im Vordergrund. Die Frage ist, ob die oben genannten Anlässe für eine Leichenöffnung hinreichende Gründe darstellen und deswegen einen klaren Vorrang haben sollten. Handelt es sich um die Abwehr von der Gesellschaft drohenden Epidemien, so ist eine Leichenöffnung aufgrund dieses gesellschaftlichen Wohles nachvollziehbar. Dagegen scheinen andere Ziele wie Qualitätssicherung, sichere Statistiken etc. nur schwer einen Eingriff zu legitimieren, der die körperliche Unversehrtheit verletzt. Die Erfahrungen aus der Praxis zeigen, dass eine klinische Obduktion von den Familienangehörigen eines verstorbenen Erwachsenen oder von Eltern eines verstorbenen Kindes aufgrund der Unversehrtheit des Toten in der Regel unerwünscht ist.

Islamische Grabfelder

Mittlerweile gibt es in Deutschland zahlreiche islamische Friedhöfe oder Grabfelder (vgl. Anhang 5). Dennoch werden ca. 80-90% der Verstorbenen in die Türkei überführt, verbunden mit erheblichen Kosten und bürokratischem Aufwand. Inzwischen wurden in den muslimischen Gemeinden aber auch private Bestattungsdienste gegründet, die das ganze Verfahren professionell organisieren. Einige Gemeinden bieten sogar eine Art Versicherung an, die mit einer jährlichen Gebühr verbunden ist, aber im Todesfall die Betroffenen von den erheblichen Kosten entlastet.

Gründe für die hohe Zahl der Überführungen von Verstorbenen in die Türkei sind neben dem Wunsch, „in der Heimaterde begraben zu werden" auch die deutschen gesetzlichen Regelungen. Die islamischen Vorschriften sehen eine Beerdigung ohne Sarg in einem weißen Tuch vor, damit der Körper mit der Erde in Kontakt gerät. Dies verstößt gegen die deutsche Beerdigungsregelung. Ein anderer Grund für diese Überführungen ist die Verweildauer eines Leichnams auf einem deutschen Friedhof. Nach geltenden Regelungen kann ein Grabfeld nur 15-30 Jahre bestehen, wohingegen ein Grabfeld für Muslime für die Ewigkeit bestimmt ist. Mittlerweile ist auf muslimischen Grabfeldern einiger deutscher Friedhöfe eine Beerdigung ohne Sarg möglich und ebenso bieten manche Friedhöfe die fortwährende Verlängerung des Grabfeldes an (vgl. Anhang 5).

Schlusswort

Mit dieser Handreichung wird versucht, Informationen über Glaubensinhalt und -praxis der muslimischen Patienten für die Gesundheitsberufe zu vermitteln. Bei diesem Vermittlungsversuch stehen die zu den islamischen Quellen zurückzuführenden Entscheidungs- und Handlungsformen im Vordergrund. Die Abhandlung weiterer, traditionell-sittlicher Verhaltensformen, die alle Bereiche des Gesundheitswesens umfassen, war im Rahmen dieser Arbeit nicht zu leisten. Ebenso konnten einige spezifische Themenfelder wie Hirntod, Organtransplantation, Euthanasie u.a. in der hier gebotenen Kürze nicht behandelt werden. Eine unzureichende und knappe Behandlung dieser Problemfelder würde in der Praxis mehr Verwirrung stiften als Klarheit zu schaffen.

Bei der Vermittlung dieser für die medizinische Praxis relevanten Informationen wurde eine beschreibende Form gewählt. Die religiös-kulturelle Entscheidungs- und Handlungsweise eines Patienten kann aus der Perspektive der Gesundheitsberufe nicht als richtig oder falsch beurteilt werden, sondern eher als – nach jetzigem Kenntnisstand der Medizin – den Heilungsprozess fördernd oder beeinträchtigend bewertet werden. Die freiwillige Entscheidung eines einwilligungsfähigen muslimischen Patienten ist, wie bei anderen Patienten auch, als autonome Entscheidung zu betrachten und zu respektieren. Dabei ist zu beachten, ob ihm die erforderlichen medizinischen und theologischen Informationen während der Entscheidungsfindung zur Verfügung stehen.

Wenn Ärzte und Pflegepersonal im Berufsalltag einem muslimischen Patienten begegnen, haben sie es nicht mit einer Kultur oder Religion zu tun, sondern mit individuellen Angehörigen einer Kultur und Religion. Die Muslime bilden in Deutschland keineswegs eine homogene Bevölkerungsgruppe. Die Grundkenntnisse über den Glaubensinhalt und die Glaubenspraxis dieser Menschen sind für eine ethisch vertretbaren professionellen Umgang mit ihnen notwendig, aber nicht hinreichend. Für die Entscheidungs- und Handlungsvielfalt der muslimischen Patienten scheinen v.a. zwei Phänomene von zentraler Bedeutung zu sein: Erstens, die theologisch begründeten, unterschiedlichen Positionen und Stellungnahmen zu einer bestimmten

Konfliktsituation als eine Charaktereigenschaft der islamischen Urteilsfindung. Zweitens, eine große Spannbreite persönlicher Frömmigkeitsformen innerhalb der muslimischen Bevölkerung als gesellschaftliche Wirklichkeit. Es gibt Muslime, die ein säkulares Leben führen und ebenso Muslime, die das islamische Welt- und Wertbild zur Grundlage ihrer Wertvorstellungen und Lebensweise machen. Diese Umstände lassen einen routinemäßigen Umgang mit muslimischen Patienten als nicht vertretbar erscheinen. Deswegen soll jede Stereotypisierung vermieden werden. Es gibt nicht *den muslimischen Patienten*, genauso wie es nicht *den christlichen Patienten* gibt bzw. *den Patienten überhaupt*.

Aufgrund dieser Wirklichkeiten können folgende Grundsätze, die nicht konfliktlösend, sondern handlungsleitend zu verstehen sind, formuliert werden.

- Um eine *gelungene Verständigung* zwischen Arzt, Pflegepersonal und muslimischem Patienten zu erreichen, sollten erforderliche Maßnahmen getroffen werden.

Ärzte und Pflegepersonal sollten ihr Handeln nicht nur gegenüber dem allgemein anerkannten Stand der medizinischen Erkenntnisse und den gültigen Standesregeln legitimieren, sondern auch gegenüber dem von diesem Handeln betroffenen Patienten. Diese Rechtfertigung erfordert Informationen zu Wünschen, Wert- und Weltbild des Patienten, die nur durch eine gelungene Kommunikation zu erlangen sind. Deswegen darf dieser Verständigungsprozess im Berufsalltag nicht zweitrangig behandelt werden.

- Jeder (muslimische) Patient ist als ein Individuum wahrzunehmen und zu behandeln und nicht lediglich als ein Mitglied seiner sozial-religiösen Gruppe.

Eine pauschale Anwendung der erworbenen Kenntnisse über den Islam oder die Übertragung früherer individueller Erfahrungen können sich in bestimmten Fällen als unangemessen erweisen. Denn es sind stets die *individuellen* Wertvorstellungen des Patienten, die für seine Entscheidungen maßgeblich sind.

ANHANG

Anhang 1

Weiterführende Literatur

Islam (Grundlagen, Geschichte, Rechtssystem, Ethik, Philosophie und Mystik)

Antes, Peter: *Ethik und Politik im Islam*, Stuttgart 1982.
Bouman, Johan: *Gott und Mensch im Koran*, Darmstadt 1977.
Cahen, Claude (Hrsg.): *Weltgeschichte, der Islam I. Vom Ursprung bis zu den Anfängen des Osmanenreiches*, Bd.14, Augsburg 1998.
Endreß, Gerhard: *Der Islam. Eine Einführung in seine Geschichte*, München 1991.
Fakhry, Majid: *Ethical Theories in Islam*, Leiden 1991.
Gramlich, Richard: *Der eine Gott: Grundzüge der Mystik des islamischen Monotheismus*, Wiesbaden 1998.
Grunebaum, Gustave E. v. (Hrsg.): *Weltgeschichte, der Islam II. Die islamischen Reiche nach dem Fall von Konstantinopel*, Bd. 15, Augsburg, 1998.
Haarmann, Ulrich: *Die Pflichten des Muslims. Dogma und geschichtliche Wirklichkeit*, in: Saeculum, Bd. 26, 1975.
Hamidullah, Muhammad: *Der Islam. Geschichte, Religion und Kultur*, 2. Auflage, Aachen 1983.
Ibn Ishaq: *Das Leben des Propheten*, übers. v. Gernot Rotter, Kandern 1999.
Khoury, Adel Theodor et al. (Hrsg.): *Islam-Lexikon*, Bd. 1-3, Freiburg i. Br. 1991.
Khoury, Adel Theodor et al. (Hrsg.): *Handbuch Recht und Kultur des Islams in der deutschen Gesellschaft*, Gütersloh 2000.
Der Koran: Übers. v. A. Th. Khoury, 2. Aufl., Gütersloh 1992.
Lings, Martin: *Muhammad. Sein Leben nach den frühesten Quellen*, übers. v. S. U. Full, Kandern 2000.
Nasr, Seyyed Hossein u. Leaman, Oliver (Hrsg.): *History of Islamic Philosophy*, Bd. 1-2, London 1996.
Al-Qaradawi, Jusuf: *Erlaubtes und Verbotenes im Islam*, München 1998.
Ramadan, Said: *Das islamische Recht. Theorie und Praxis*, Marburg 1996.
Schimmel, Annemarie: *Der Islam. Eine Einführung*, Stuttgart 1997.
Schuon, Frithjof: *Den Islam verstehen. Eine Einführung in die innere Lehre und die mystische Erfahrung einer Weltreligion*, München 1988.

Medizinethik und Islam

Anees, M. Ahmad: *Islam and Biological Futures. Ethics, Gender and Technology*, London 1989.

Bakar, Osman: *The History and Philosophy of Islamic Medicine*, Cambridge 1999.

Ebrahim, Abul Fadl Mohsin: *Biomedical Issues. Islamic Perspective*, Kuala Lumpur 1998.

Ebrahim, Abul Fadl Mohsin: *Organ Transplantation. Contemporary Islamic Legal and Ethical Perspectives*, Kuala Lumpur 1998.

Eich, Thomas u. Grundmann, Johannes: *Muslimische Rechtsmeinungen zu Hirntod, Organtransplantation und Leben*, in. Zeitschrift für medizinische Ethik, 49/3 (2003), S. 302-309.

Elwan, Omaia: *Das Problem der Empfängnisregelung und Abtreibung. Die herrschende Auffassung des Staates und der religiösen Kreise in islamischen Ländern*, in: Zeitschrift für vergleichende Rechtswissenschaft, 1968, Bd. 70, S. 25-80.

Ghanem, Isam: *Islamic Medical Jurisprudence*, London 1982.

Ilkilic, Ilhan: *Patientenautonomie und der muslimische Patient in einer wertpluralen Gesellschaft*, in: Concilium, Internationale Zeitschrift für Theologie, 37. Jahrgang, Heft 4, Oktober 2001, S. 510-521.

Ilkilic, Ilhan: *Der muslimische Patient. Medizinethische Aspekte des muslimischen Krankheitsverständnisses in einer wertpluralen Gesellschaft,* Diss., Münster 2002.

Ilkilic, Ilhan: *Bioethical Conflicts between Muslim Patients and German Physicians and the "Principles of Biomedical Ethics"*, in: Medicine and Law, Vol. 21, Nr. 2, 2002, S. 243-256.

Ilkilic, Ilhan: *Die aktuelle Biomedizin aus der Sicht des Islam*, ein Gutachten erstellt im Auftrag der AG ‚Bioethik und Wissenschaftskommunikation' des Max-Delbrück-Zentrums für molekulare Medizin, Berlin-Buch 2002. Abrufbar im Internet http://www.bioethik-diskurs.de/documents/ wissensdatenbank/ gutachten/Biomedizin-und-Islam/view

Ilkilic, Ilhan: *Die aktuelle Biomedizin aus der Sicht des Islam*, in: Kulturelle Aspekte der Biomedizin. Bioethik, Religionen und Alltagsperspektiven, S. Schicktanz, Ch. Tannert u. P. Wiedemann (Hrsg.), Campus Verlag, Frankfurt New York 2003, S. 56-83.

Ilkilic, Ilhan: *Das muslimische Krankheitsverständnis und seine Bedeutung für medizinische Ethik*, in: Zeitschrift für medizinische Ethik, 49. Jhg. 2003/4, S. 263-279.

Ilkilic, Ilhan: *Der moralische Status des Embryos im Islam und die wertplurale Gesellschaft*, in: Weltanschauliche Offenheit in der Bioethik, Eva Baumann, Alexander Brink, Arnd T. May, Peter Schröder, Corinna Schutzeichel (Hg.), Berlin: Duncker und Humblot 2004, S. 163-176.

Ilkilic, Ilhan: *Bioethische Positionen der Weltreligionen, Islam*, in: Menschen, das Magazin, 2/2004, S. 46-49.

Khoury, Adel Theodor: *Abtreibung im Islam*, CIBEDO-Dokumentation Nr. 11, Köln 1981.

Krawietz, Birgit: *Die Hurma: Schariatrechtlicher Schutz vor Eingriffen in die körperliche Unversehrtheit nach arabischen Fatwas des 20. Jahrhunderts*, Berlin 1990.

Rahman, Fazlur: *Health and Medicine in the Islamic Tradition*, New York 1987.

Rosenthal, Franz: *Science and Medicine in Islam*, Hampshire 1990.

Rispler-Chaim, Vardit: *Islamic Medical Ethics in the Twentieth Century*, Leiden 1993.

Ullmann, Manfred: *Die Medizin im Islam*, Leiden 1970.

Weisser, Ursula: Zeugung und Vererbung und pränatale Entwicklung in der Medizin des arabisch-islamischen Mittelalters, Erlangen 1983.

Lebensphasen, Familienleben und Volksglaube

Athar, Shahid: *25 Fragen zur Frau im Islam*, 5. Aufl., Karlsruhe 1997.

Dietzel-Papakyriakou, Maria: *Altern in der Migration*, Stuttgart 1993.

Gräf, Erwin: *Auffassungen vom Tod im Rahmen islamischer Anthropologie*, in: Der Mensch und sein Tod, J. Schwartländer (Hrsg.), Göttingen 1976, S. 126-145.

Ilkilic, Ilhan: *Das muslimische Glaubensverständnis von Tod, Gericht, Gottesgnade und deren Bedeutung für die Medizinethik*, Heft 126, 2. Auflage, Bochum 2002.

Ilkilic, Ilhan: *Die religiöse Dimension der Leichenöffnung – aus islamischer Sicht*, in: Und ruhe in Frieden, Annäherung an eine Kultur der Obduktion, K. Schaefer (Hrsg.), Tagungsband, Berlin 2003, S. 39-47.

Ilkilic, Ilhan: *Ein muslimisches Kind in einem deutschen Krankenhaus*, in: Behandlungsgebot oder Behandlungsverzicht, Klinisch-ethische Epikrisen zu ärztlichen Entscheidungskonflikten, H.-M. Sass und A.T. May (Hg.) Münster London 2004, S. 43-53.

Kirste, Reinhard et al. (Hrsg.): *Die Feste der Religionen*, Gütersloh 1995, (zum Thema Islam S. 62-78).

Kriss, Rudolf u. Hubert, Kriss-Heinrich: *Volksglaube im Bereich des Islam*, Bd. 1-2, Wiesbaden 1960 u. 1962.

Lemmen, Thomas: *Islamische Bestattungen in Deutschland, Eine Handreichung*, Altenberge 1996.

Schimmel, Annemarie: *Meine Seele ist eine Frau. Das Weibliche im Islam*, München 1995.

Schimmel, Annemarie: *Das islamische Jahr. Zeiten und Feste*, München 2001.

Tan, Dursun: *Das fremde Sterben. Sterben, Tod und Trauer unter Migrationsbedingungen*, Frankfurt a. M. 1998.

Walther, Wiebke: *Die Frau im Islam*, 3. Aufl., Leipzig 1997.

Gesundheit, Krankheit, Behinderung, Krankenpflege, Altenpflege, Kommunikation und Migration

Beauftragter der Bundesregierung für Ausländerfragen (Hrsg.): *Handbuch zum interkulturellen Arbeiten im Gesundheitsamt*, Berlin 2000. (Abrufbar im Internet: http://www.integrationsbeauftragte.de/publikationen/index.stm)

Berufsfortbildungswerk des DGB u. Rhein-Ruhr-Institut (Hg.): *Pflege in der Einwanderungsgesellschaft, Module für den Unterricht*, Münster 2003.

Borde, Theda u. David, Matthias (Hrsg.): *Gut Versorgt? Migrantinnen und Migranten im Gesundheits- und Sozialwesen*, Frankfurt a. M. 2003.

Boos-Nünning, Ursula: *Migration und Sucht*, Baden Baden 2002.

Burchard, G. Dieter (Hrsg.): *Erkrankungen bei Immigranten. Diagnostik, Therapie, Begutachtung*, Stuttgart 1998.

Brucks, Ulrike et al.: *Kommunikationsprobleme zwischen Arzt und ausländischen Patienten*, in: Informationsdienst zur Ausländerarbeit, Nr. 2/86, S. 81-85.

Collatz, Jürgen et al. (Hrsg.): *Gesundheit für alle: Die medizinische Versorgung türkischer Familien in der Bundesrepublik,* Hamburg 1985.

Czycholl, Dietmar: *Sucht und Migration. Spezifische Probleme in der psychosozialen Versorgung suchtkranker und -gefährdeter Migranten*, Berlin 1998.

David, Matthias et al. (Hrsg.): *Migration und Gesundheit, Zustandsbeschreibung und Zukunftsmodelle*, Frankfurt a. M. 1998.

David, Matthias et al. (Hrsg.): *Migration – Frauen – Gesundheit*, Frankfurt a. M. 2000.

David, Matthias u. Borde, Theda: *Kranksein in der Fremde. Türkische Migrantinnen im Krankenhaus*, Frankfurt a. M. 2001.

Domenig, Dagmar: *Migration, Drogen, transkulturelle Kompetenz*, Bern 2001.

Domenig, Dagmar: *Professionelle Transkulturelle Pflege. Handbuch für Lehre und Praxis in Pflege und Geburtshilfe*, Bern 2001.

Friebe, Jens u. Zalucki, Michaela (Hg.): *Interkulturelle Bildung in der Pflege, Überlegungen zur künftigen Konzeptentwicklung* (mit CD-ROM), Bielefeld 2004.

Geiger, Ingeborg: *Interkulturelle Gesundheitsförderung. Ein Leitfaden für den öffentlichen Gesundheitsdienst zum Aufbau des Handlungsfeldes Migration,* Bielefeld 2000.

Grottian, Giselind: *Gesundheit und Kranksein in der Migration: Sozialisations- und Lebensbedingungen bei Frauen aus der Türkei*, Frankfurt a. M. 1991.

Haasen, Christian u. Yagdiran, Oktay (Hrsg.): *Beurteilung psychischer Störungen in einer multikulturellen Gesellschaft*, Freiburg i. Br. 2000.

Habermann, Monika: *„Viel Schmerz“ oder das „Mamma Mia Syndrom“*, in: Pflege, Bd. 5/1, 1992, S. 35-40.

Hinz, Sandra et al.: *Migration und Gesundheit*, Frankfurt a. Main 2004.

Illhardt, Franz Josef u. Effelsberg, Winfried (Hrsg.): *Medizin in multikultureller Herausforderung*, Stuttgart 1994.

Ilkilic, Ilhan: *Gesundheitsverständnis und Gesundheitsmündigkeit in der islamischen Tradition*, in: Medizinethische Materialien, Heft 152, 2. Auflage, Bochum 2005.

Ilkilic, Ilhan: *Gesundheits- und Krankheitsverständnis der Muslime als Herausforderung für das deutsche Rechtswesen*, in: Globalisierung in der Medizin, Berlin: Springer Verlag, 2005, S. 39-54.

Kaewnarata, E. u. Uske, E. (Hg.): *Migration und Alter. Auf dem Weg zu einer kulturkompetenten Altenarbeit. Konzepte-Methoden-Erfahrungen*, Duisburg 2001.

Kauczor, Cornelia et al. (Hg.): *Migration, Flucht und Behinderung*, Essen 2004.

Kentenich, Heribert et al. (Hrsg.): *Zwischen zwei Kulturen. Was macht Ausländer krank?*, Frankfurt a.M. 1990.

Kerkow-Weil, Rosemarie: *Zum Umgang mit dem Fremden. Die Pflege ausländischer Patienten als Ausdruck von Inhumanität im Krankenhaus*, Hannover 1999.

Krämer, Alexander u. Prüfer-Krämer, Luise: *Gesundheit von Migranten. Internationale Bestandsaufnahme und Perspektiven*, Weinheim 2004.

Leininger, Madeleine M.: *Kulturelle Dimensionen menschlicher Pflege*,übers. v. U. Villwock, Freiburg i. Br. 1998.

Lemmen, Thomas: *Islamische Organisationen in Deutschland*, Bonn 2000.

Maletzke, Gerhard: *Interkulturelle Kommunikation. Zur Interaktion zwischen Menschen verschiedener Kulturen,* Opladen 1996.

Meyer, Bernd: *Dolmetschen im medizinischen Aufklärungsgespräch. Eine diskursanalytische Untersuchung zur Wissensvermittlung im mehrsprachigen Krankenhaus*, Münster 2004.

Pfleiderer, Beatrix et al.: *Ritual und Heilung. Eine Einführung in die Ethnomedizin*, Berlin 1995.

Pourgholam-Ernst, Azra: *Das Gesundheitserleben von Frauen aus verschiedenen Kulturen. Frauen und Gesundheit: Eine empirische Untersuchung zum Gesundheitserleben ausländischer Frauen in Deutschland aus salutogenesischer Sicht*, Münster 2002.

Salman, Ramazan (Hg.): *Handbuch interkulturelle Suchthilfe: Modelle, Konzepte und Ansätze der Prävention, Beratung und Therapie*, Gießen 1999.

Salman, Ramazan u. Hegemann T.: *Transkulturelle Psychiatrie: Konzepte für die Arbeit mit Menschen aus anderen Kulturen*, Bonn 2001.

Sass, Hans-Martin: *Menschliche Ethik im Streit der Kulturen*, Heft 132, Bochum 2002.

Schipperges, Heinrich et al. (Hrsg.): *Krankheit, Heilkunst, Heilung*, Freiburg i. Br. 1978.

Schlippe, Arist von et al.: *Multikulturelle systemische Praxis. Ein Reiseführer für Beratung, Therapie und Supervision*, Heidelberg 2003.

Sich, Dorothea et al. (Hrsg.): *Medizin und Kultur. Ein Propädeutik für Studierende der Medizin und der Ethnologie*, Frankfurt a.M. 1995.

Spiess, R. u. Kilcher, A.: *Arzt-Patienten-Interaktion im Migrationskontext*, in: Praxis, 2003/92, S. 697-705.

Spuler-Stegemann, Ursula: *Muslime in Deutschland. Nebeneinander oder Miteinander*, Freiburg i. Br. 1998.

Uzarewicz, Charlotte u. Piechotta, Gudrun (Hrsg.): *Transkulturelle Pflege*, Curare, Zeitschrift für Ethnomedizin, Sonderband 10, Berlin 1997.

Visser, Marijke et al. (Hg.): *Kultursensitiv Pflegen. Wege zu einer interkulturellen Pflegepraxis*, München 2002.

Weiss, Regula: *Macht Migration krank? Eine transdisziplinäre Übersicht zur Gesundheit von Migrantinnen und Migranten*, Zürich 2003.

Wesselmann, Elisabeth et al.: *Wenn wir uns nicht verstehen, verstehen wir nichts. Übersetzen im Krankenhaus, der klinikinterne Dolmetscherdienst*, Frankfurt a. Main 2004.

Westermilies, Inga: *Ärztliche Handlungsstrategien im Umgang mit ausländischen Patienten: Medizinisch-ethische Aspekte*, Diss., Münster 2004.

Yımaz, Türkan: *"Ich muß die Rückkehr vergessen!" Die Migrationsgeschichte und die Lebenssituation im Alter der türkischen Migrantinnen in der Bundesrepublik*, Duisburg 1997.

Zimmermann, Emil: *Kulturelle Mißverständnisse in der Medizin, Ausländische Patienten besser versorgen*, Bern 2000.

ANHANG 2

INSTITUTIONEN UND BEHÖRDEN

AMFN e.V., Arbeitsgemeinschaft Migranten/innen und Flüchtlinge in Niedersachsen

• Erstellung eines Handbuchs über die Selbstorganisationen von Migrantinnen/en und Flüchtlingen • Herausgabe der AMFN-Zeitschrift der Arbeitsgemeinschaft MigrantInnen und Flüchtlinge in Niedersachsen (AMFN) • Organisation und Durchführung von Seminaren und Fortbildungen	Adresse: AMFN e.V. Zur Bettfedernfabrik 1 30451 Hannover Tel.: 0511-9215803 Fax: 0511 9215527 E-Mail: naghaei@amfn.de Internet: www.amfn.de

Arbeitsgemeinschaft Diabetes und Migranten in der DDG e.V.

• Informationsaustausch, Kooperation, Erarbeitung der neuen Konzepte • Nutzung und kritisches Bewerten der vorhandenen Materialien und Schulungskonzepte	Adresse: Krieter Str. 30 21109 Hamburg Tel.: 040-7542337 Fax: 040-31182885 E-Mail: diabundmigran@aol.com

Arbeitsgruppe Medizinethnologie und Interkulturelle Kommunikation (AMIKO)

• Schulungen mit Schwerpunkten Interkulturelle Pflege, Körperkonzepte, Kindheit im interkulturellen Bereich, Kulturen des Gebärens u.a.	Adresse: Landsknechtstr. 7 79102 Freiburg Tel.: 0761-7070957 Fax: 0761-7070957 E-Mail: amiko@amiko-freiburg.de Internet: www.amiko-freiburg.de

Arbeitskreis Migration und AIDS, Verband der Initiativgruppen in der Ausländerarbeit

• Broschüre; Checkliste für ein kultursensibles Pflegeprofil von stationären Pflegeeinrichtungen	Adresse: Braunschweiger Str. 70 12055 Berlin Tel.: 030-6859051 Fax: 030-68305163 E-Mail: diakonie-matzker@t-online.de Internet: http://www.diakonie-station.de

Arbeitskreis Migration und Behinderung

• Informations- und Erfahrungsaustausch über das Thema Migration und Behinderung	Adresse: Interkulturelle Arbeitsstelle IBIS e.V. Alexanderstr. 48 26121 Oldenburg Tel.: 0441-884016 Fax: 0441-9849606 E-Mail: IBISaV.OL@t-online.de

Arbeitskreis Migration und Gesundheit in Darmstadt

• Informationsaustausch, Kooperation, Vernetzung • Durchführung von Fortbildungen, Vorträgen und Tagungen • Initiierung und Unterstützung von Projekten	Adresse: Interkulturelles Büro Darmstadt Frankfurter Str. 71 64293 Darmstadt Tel: 06151-133581/-83 Fax: 06151-133584 E-Mail: interkulturell@darmstadt.de

Arbeitskreis Migration und öffentliche Gesundheit

• Beauftragte der Bundesregierung für Ausländerfragen • Bundesweites Netzwerk für Fachkräfte aus dem öffentlichen Gesundheitsdienst und dessen Kooperationspartnern	Adresse: 11017 Berlin Tel.: 030-2007-2786 Fax: 030-2007-1930 E-Mail: do.grieger@bma.bund.de Internet: www.integrationsbeauftragte.de/gra/themen/ak.php

Arbeitskreis türkischsprachiger PsychotherapeutInnen

• Türkischsprachige Psychotherapieangebote • Adressendatenbank türkischsprachiger Psychotherapeuten/innen • Organisation von Fachtagungen und Fortbildungen	Adresse: Westf. Inst. für Kinder- und Jugendpsychiatrie, Heithofer Allee 64, 59071 Hamm, Tel.: 02381-893202 Fax: 02381-893143 E-Mail: aktpt@web.de Internet: www.aktpt.de

Arbeitszentrum Fort- und Weiterbildung (afw), Praxisfeld Interkulturelle Altenpflege

• Biographisches und kultursensibles Unterrichtsmaterial für die Qualifizierung in Pflegeberufen	Adresse: Elisabethenstift, Stiftstr.14 64287 Darmstadt Tel.: 06152-4095302 Fax: 06151-4095303 E-Mail:info@afw.elisabethenstift.de Internet: www.elisabethenstift.de

Ausländer in Deutschland (AiD)

- Informationsdienst zu aktuellen Fragen der Ausländerarbeit (Zeitschrift), Herausgegeben von ISOPLAN – Institut für Entwicklungsforschung, Wirtschafts- und Sozialplanung GmbH

Adresse: Martin-Luther-Straße 20
66111 Saarbrücken
Tel.: 0681-936460
Fax: 0681-9364611
E-Mail: info@isoplan.de
Internet: www.isoplan.de

AWO Bezirk Westliches Westfalen e.V.

- Fortbildungsmaterialien (Lehr- und Lern-CD-Rom) für die Kranken- und Altenpflege über das Thema „Migration und Alter“

Adresse: Kronenstr. 63-64
44139 Dortmund
Tel.: 0231-5483-0
Fax: 0231-5483-165
E-Mail: info@awo-ww.de
Internet: www.awo-ww.de

Bayerisches Zentrum für Transkulturelle Medizin München e.V.

- Qualifizierungsangebote für Gesundheitsberufe
- Interkulturelles Dolmetschertraining

Adresse: Sandstraße 41/Rgb.
80335 München
Tel.: 089-54290665
Fax: 089-5236978
E-Mail: info@bayzent.de
Internet: www.bayzent.de

Begegnungs- und Fortbildungszentrum muslimischer Frauen e.V.

- Bildung und soziale, pädagogische und psychologische Beratung in deutsch, türkisch und arabisch für Mädchen und Frauen vor allem mit Migrationshintergrund

Adresse: Liebigstr. 120b
50823 Köln
Tel.: 0221-511815
Fax: 0221-9171597
E-Mail: kontakt@bfmf-koeln.de
Internet: www.bfmf-koeln.de

Bundeszentrale für gesundheitliche Aufklärung (BZgA)

- Informationsbroschüre zu den Themen Aidsprävention, Gesundheitsförderung, Sexualaufklärung, Familienplanung, Suchtprävention u.a. in verschiedenen Fremdsprachen

Adresse: Ostmerheimerstr. 200
51109 Köln
Tel. 0211-89920
Fax: 0221-8992257
E-Mail: poststelle@bzga.de
Internet: www.bzga.de

Centrum für Interkulturelle Gesundheitsförderung, Shefa e.V.

• Beratungsangebot für MigrantInnen über medizinische und psychische Fragestellungen • Seminare und Workshops zu Themen der Gesundheitsförderung Projekt „Interkulturelle Kommunikation und Begegnung" Schwerpunkt: Prävention, Gesundheitsförderung, psychosoziale Beratung	Adresse: Shefa e.V. Wikingerstr. 7 24143 Kiel Tel. u. Fax: 0431-7303844 E-Mail: shefakiel@yahoo.de Internet: www.shefakiel.de

Centrum für Kommunikation, Information, Bildung im Gesundheitswesen (CeKIB) Klinikum Nürnberg

• KOM-MA Fremdsprachliche Kommunikationsmaterialien zur Arbeitserleichterung in der Kommunikation mit ausländischen Patientinnen und Patienten in 10 Sprachen zu 14 Themen auf CD-ROM	Adresse: CeKIB, Klinikum Nord Prof.-Ernst-Nathan-Str. 1 90419 Nürnberg Tel.: 0911-3982998 Fax: 0911-3983405 E-Mail:cekib@klinikum-nuernberg.de Internet:www.klinikum-nuernberg.de/cekib/index.html

Deutsch-afrikanische Fraueninitiative (DAFI)

• Informationen, Aufklärung und Beratung zum Thema weibliche Beschneidung in verschiedenen Sprachen • Vermittlung ärztlicher Behandlung und Betreuung bei Fällen von genitaler Verstümmelung • Fortbildungsveranstaltungen für Hebammen, Ärztinnen und andere Berufsgruppen	Adresse: Prinzenallee 81 13357 Berlin Tel: 030-2940259 E-Mail: dafi_berlin@yahoo.com Internet: www.dafi-berlin.org

Deutsch-Türkische Gesellschaft für Psychiatrie, Psychotherapie und psychosoziale Gesundheit e.V. (DTGPP)

• Kooperation und Zusammenarbeit von deutschen und türkischen Fachkräften aus Psychiatrie, Psychotherapie, Sozialarbeit und anderen Fächern, zum Thema „Migration und psychische Gesundheit" • Organisation von Fachtagungen	Adresse: Cappelerstr. 98 35039 Marburg Tel: 06421-4041 Fax: 06421-404217 E-Mail: rundbrief@dtgpp.de Internet: www.dtgpp.de

Dolmetschen im Krankenhaus, Forschungsprojekt, Universität Hamburg

• Entwicklung eines Fortbildungskonzeptes für zweisprachige Pflegekräfte • Untersuchung der Frage, welchen Einfluss hat der Einsatz ungeschulter dolmetschender Personen auf die Arzt-Patienten-Kommunikation im Krankenhaus.	Adresse: Dr. Kristin Bührig (Kontaktperson) Universität Hamburg, SFB 538 Max-Brauer-Allee 60 22765 Hamburg Tel.: 040-42838-4775 Fax: 040-42838-6116 E-Mail: Buehrig@textentertainment.de Internet: www.rrz.uni-hamburg.de/SFB538

Ethno-Sozialmedizinisches Zentrum

• Informationen zu den Themenbereichen „Migration und Gesundheit", mit dem Schwerpunkt „Alter und Migration". • Weiterbildungsangebote, Entwicklung, Beratung und Begleitung bei der interkulturellen Öffnung der Regeldienste.	Adresse: Ehrenstr. 53 47198 Duisburg Tel.: 02066-380010 Fax: 02066-380515 E-Mail: Hielen-ESMZ@web.de

Ethno-Medizinisches Zentrum e.V. und Interkulturelle Suchthilfe Hannover

• Dolmetscherservice für das Sozial- und Gesundheitswesen • Fachkräftefortbildungen, Schulungen, Tagungen • Erstellen von Fachbüchern • Kollegiale vernetzende Beratung für Fachkräfte und Experten • Muttersprachliche Gesundheitsaufklärungsveranstaltungen zur Prävention • Muttersprachliche Broschüren, Medien, Dokumentationen • Projekte zur Gesundheitsförderung (AIDS, Suchthilfe, Oralprophylaxe, Frauengesundheit etc.)	Adresse: Königstr. 6 30175 Hannover Tel.: 0511-16841020 Fax: 0511-457215 E-Mail: ethno@onlinehome.de Internet: www.interkulturelle-suchthilfe.de

FILL - Forum Interkulturelles Leben und Lernen e.V.

• Arbeitsgruppe „Migration und Gesundheit“ • Organisation von Fachtagungen	Adresse: Mozartstr. 5 ½ 86150 Augsburg Tel: 0821-312593 Fax: 0821-5083193 E-Mail: info@fill.de Internet: www.fill.de

Forschungsprojekt „Gesundheitsmündigkeit / Health Literacy“

• Medizinethische und kulturgeschichtliche Wurzeln und aktuelle Herausforderungen • Das Forschungsprojekt *Gesundheitsmündigkeit* als Teilprojekt der von der Deutschen Forschungsgemeinschaft geförderten Projekts „Kulturübergreifende Bioethik“ (www.ruhr-uni-bochum.de/kbe) bearbeitet und untersucht kulturübergreifend das Thema Gesundheitsmündigkeit, Gesundheitsverantwortung und Gesundheitsaufklärung medizinischer Laien. • Sammlung, Dokumentation und Interpretation signifikanter klassischer und moderner Texte zum Thema Gesundheitsmündigkeit • Organisation und Durchführung von Workshops	Adresse: Zentrum für Medizinische Ethik Institut für Philosophie GA 3/53 Ruhr Universität Bochum 44780 Bochum Tel.: 0234-32-22750 Fax: 0234-32-14598 E-mail: Ilhan.Ilkilic@ruhr-uni-bochum.de Internet: www.health-literacy.org

Gemeindedolmetscherdienst Berlin, Gesundheit Berlin e.V.

• Qualifizierung der MigrantInnen in mehreren Durchgängen zu Gemeindedolmetscher/-innen •Der Lehrplan der Kurse sieht unter anderem Unterrichtseinheiten zu den Themen Gesundheits- und Sozialwesen, Recht und Ethik, Übersetzungstechniken und Fachterminologien vor.	Adresse: Raimund Geene (Kontaktperson) Müllenhofstr. 17 10967 Berlin Tel.: 030-441390-60 Fax: 030-443190-93 E-Mail: geene@gesundheitberlin.de Internet: www.gemeindedolmetscherdienst-berlin.de

Gesundheits- und Sozialberatung für Frauen aus Afrika, MWANGAZA

• Beratung und Begleitung für afrikanische Frauen in gesundheitlichen, rechtlichen und sozialen Fragen	Adresse: Amt für Diakonie des evangelischen Stadtkirchenverbandes Köln Brandenburgerstr. 23 50668 Köln Tel.: 0221-810272 E-Mail: mwangaza@diakonie-koeln.de

Gesundheitszentrum für MigrantInnen

• Information, Beratung, Vermittlung für Kranke und gesundheitsgefährdete Migrantinnen und Migranten	Adresse: Marsilstein 4-6 50676 Köln Tel.: 0221-95154231 Fax: 0221-95154245 E-Mail: guerel-thol@paritaet-nrw.org

Hildesheimer AIDS-Hilfe e.V.

• Multiplikatorenschulung für Migrantinnen und Migranten in Hildesheim zu HIV/AIDS	Adresse: Ute Grajetzki (Kontaktperson) Bernwardstr. 3 31134 Hildesheim Tel.: 0521-133127 Fax: 0521-130843 E-Mail: info@hildesheimer-aids-hilfe.de Internet: www.hildesheimer-aids-hilfe.de

Infodienst Migration und öffentliche Gesundheit

• Herausgabe der kostenlosen Informationszeitschrift „Migration und öffentliche Gesundheit“ • Auskünfte und Hinweise zu Veröffentlichungen, Tagungen, Fortbildungen und Projekte zum Thema „Migration und Gesundheit“ • Herausgegeben von BZgA	Adresse: Postfach 230272 45128 Essen Tel.: 0201-88531023 Fax: 0201-8853135 E-Mail: TextServ@web.de Internet: www.infodienst.bzga.de

Informations- und Kontaktstelle Migration Schwerpunkt ältere Migrantinnen und Migranten (IKoM)

- Bekanntmachung der Projekte, Fortbildungen, Tagungen etc. über das Thema „Migration und Alter" durch die Zeitschrift IKoM-Newsletter • Erstellung eines Kontaktdatenbank zum Thema Altenhilfe für Migrant/innen • Betreut von Aktion-courage e.V.

Adresse: IKoM Projektbüro Bonn
Postfach 2644
53016 Bonn
Tel.: 0228-921293-48
Fax: 0228-262978
E-Mail: IKOM@aktioncourage.org
Internet: www.aktioncourage.org/html/hauptframes/hauptframes.htm

Institut für Ethnomedizin e. V. (ETHNOMED)

- Publikationen, Kontaktvermittlung und Veranstaltungen zum Thema Ethnomedizin

Adresse: Melusinenstr. 2,
81671 München,
Tel.: 089-40908129
Fax: 089-40908129
E-Mail: ethnomedizin@web.de
Internet: ww.ethnomedizin.here.de

Institut für Migrationsforschung und Interkulturelle Studien (IMIS)

- Forschungen, Publikationen und Fachtagungen zum Thema Migration

Adresse: Universität Osnabrück
Neuer Graben 19/21
49069 Osnabrück
Tel: 0541-9694384
Fax: 0541- 9694380
E-Mail: imis@uni-osnabrueck.de
Internet: www.imis.uni-osnabrueck.de

Institut für transkulturelle Betreuung e.V.

- Vermittlung von Dolmetschern in Kooperation mit dem Ethno-Medizinischen Zentrum e.V. •Rechtliche Betreuung von MigrantInnen • Vermittlung von kultur und sprachkundigen Verfahrenspflegern und GutachterInnen •Durchführung von Fachtagungen und Fortbildungen

Adresse: Königstr. 6
30175 Hannover
Tel.: 0511-4583028
Fax: 0511-2152854
E-Mail: info@itb-ev.de
Internet: www.itb-ev.de

Informations- und Kontaktstelle Migration Schwerpunkt ältere Migrantinnen und Migranten (IKoM)

• Bekanntmachung der Projekte, Fortbildungen, Tagungen etc. über das Thema „Migration und Alter" durch die Zeitschrift IKoM-Newsletter • Erstellung eines Kontaktdatenbank zum Thema Altenhilfe für Migrant/innen • Betreut von Aktion-courage e.V.	Adresse: IKoM Projektbüro Bonn Postfach 2644 53016 Bonn Tel.: 0228-921293-48 Fax: 0228-262978 E-Mail: IKOM@aktioncourage.org Internet: www.aktioncourage.org/html/hauptframes/hauptframes.htm

Institut für Ethnomedizin e. V. (ETHNOMED)

• Publikationen, Kontaktvermittlung und Veranstaltungen zum Thema Ethnomedizin	Adresse: Melusinenstr. 2, 81671 München, Tel.: 089-40908129 Fax: 089-40908129 E-Mail: ethnomedizin@web.de Internet: ww.ethnomedizin.here.de

Institut für Migrationsforschung und Interkulturelle Studien (IMIS)

• Forschungen, Publikationen und Fachtagungen zum Thema Migration	Adresse: Universität Osnabrück Neuer Graben 19/21 49069 Osnabrück Tel: 0541-9694384 Fax: 0541- 9694380 E-Mail: imis@uni-osnabrueck.de Internet: www.imis.uni-osnabrueck.de

Institut für transkulturelle Betreuung e.V.

• Vermittlung von Dolmetschern in Kooperation mit dem Ethno-Medizinischen Zentrum e.V. •Rechtliche Betreuung von MigrantInnen • Vermittlung von kultur und sprachkundigen Verfahrenspflegern und GutachterInnen • Durchführung von Fachtagungen und Fortbildungen	Adresse: Königstr. 6 30175 Hannover Tel.: 0511-4583028 Fax: 0511-2152854 E-Mail: info@itb-ev.de Internet: www.itb-ev.de

Kampagne für eine kultursensible Altenhilfe

• Informations- und Schulungsngebote und Weiterbildungsmögicheiten über das Thema kultursensible Altenpflege	Kampagnenbüro: Kuratorium Deutsche Altershilfe Adresse: An der Pauluskirche 3 50667 Köln Tel.: 0221-931847 Fax: 0221-931847 E-Mail: kultursensible-altenhilfe@kda.de Internet: www.kda.de

Klinikum für Rehabilitation Bad Oeynhausen

• Rehabilitationsklinik mit Schwerpunkt für türkisch-muslimische Patienten	Adresse: Median Klinikum für Rehabilitation 1 Am Brinkkamp15 32545 Bad Oeynhausen Tel.: 05731-865-0 Fax: 05731-865-1818 E-Mail: reha.kbo@t-online.de Internet: median-kliniken.de

Multikulturelles Forum Lünen e.V.

• Modellprojekt: Entwicklung inter-kultureller Handlungskompetenzen von Kranken- und Altenpflegepersonal • Eine Fortbildung für Beschäftigte im Gesundheitswesen im Kreis Unna	Adresse: Bahnstr. 31 44532 Lünen Tel.: 02306-9339-18 Fax: 02306-933929 E-Mail: info@multikulti-forum.de Internet: www.multikulti-forum.de

Netzwerk Migration und Behinderung

• Transkulturelle Behindertenhilfe • Fachtagungen zum Thema Migration und Behinderung	Adresse: c/o Cornelia Kauczor Simsonstr. 47, 45147 Essen Tel.: 0201-6461136 Fax: 0201-2484640 E-Mail: info@handicap-net.de Internet: www.handicap-net.de

Sozialwissenschaftliches Forschungszentrum (SFZ), Universität Erlangen-Nürnberg

• Modellprojekt zur Verbesserung der Pflege von ausländischen Patienten (1999-2001)	Adresse: Findelgasse 7-9 90402 Nürnberg Tel.: 0911-5302649 Fax: 0911-5302637 E-Mail: sfz@wiso.uni-erlangen.de Internet: www.kwpw.wiso.uni-erlangen.de

Trauma-Netzwerk, Malteser Werke GmbH

• Betreuung der traumatisierten Flüchtlinge • Datenbank von Dolmetschern für den Einsatz im Therapieverlauf	Adresse: Kalker Hauptstraße 22-24 51103 Köln Tel.: 0221-9822564 Fax: 0221-9822579 E-Mail: katrin.heim@malteser.de Internet: www.traumanetzwerk.de

Türkisch-Deutsche Gesundheitsstiftung e.V.

• Kulturspezifische und religionsspezifische (islamische) Altenpflegeausbildung	Adresse: Friedrichstr. 13 35392 Gießen Tel.0641-966116-0 Fax: 0641-966116-29 E-Mail: tdg.stiftung@freenet.de Internet: www.tdg-stiftung.de

Türkisch am Krankenbett, Universität Essen

• Sprachkurse Türkisch für Gesundheitsberufe	Adresse: Univ. Essen, Literatur- und Sprachwissenschaften 45117 Essen Tel.: 0201-183-3023 Fax: 0201-1832695 E-Mail: rosemarie.neumann@uni-essen.de Internet: www.tak.uni-essen.de

Zentrum für Medizinische Ethik e.V., Ruhr-Universität Bochum

• Publikationen zum Thema „Medizinethik und Muslime" • DFG-Forschungsprojekt „Gesundheitsmündigkeit"	Adresse: Ruhr-Universität Bochum Institut für Philosophie GA 3/53 44780 Bochum Tel.: 0234-3222749 Fax: 0234-3214598 E-Mail: Med.Ethics@ruhr-uni-bochum.de Internet: www.ruhr-uni-bochum.de/zme und www.Health-Literacy.org

Zentrum für Türkeistudien, Universität Duisburg-Essen

• Allgemeine Migrationsforschung in der Bundesrepublik Deutschland und anderen europäischen Staaten • Schwerpunkte ausländische Senioren, ausländische Unternehmer, Ausländer als Konsumenten, ausländische Medien, Islam in der Migration, etc. • Durchführung und Organisation von Fachtagungen und Kongressen	Adresse: Altendorferstr. 3 45127 Essen Tel.: 0201-3198-0 Fax: 02021-3198-333 E-Mail: info@zft-online.de Internet: www.uni-essen.de/zft

ANHANG 3

MUSLIMISCHE ORGANISATIONEN

Dachverbände

Islamrat für die Bundesrepublik Deutschland

Der Islamrat für die Bundesrepublik Deutschland ist einer der zwei Spitzenverbände in Deutschland zu dem mehrere muslimische Dachorganisationen unterschiedlicher Nationen auf der Bundes- und Landesebene gehören.	Adresse: Osterather Str. 7 50739 Köln Tel.: 0221-170 49015 Fax: 0221-170 49013 E-Mail: islamrat@islamrat.de Internet: www.islamrat.de

Zentralrat der Muslime in Deutschland (ZMD)

Der Zentralrat der Muslime in Deutschland ist der andere Spitzenverband der muslimischen Dachorganisationen in Deutschland. Dem Zentralrat gehören mehrere Dachorganisationen mit vielen hunderten Moscheegemeinden an, die eine breite Masse der Muslime in Deutschland vertreten.	Adresse: Indestr. 93, 52249 Eschweiler Tel.: 02403-702075 Fax: 02403-702076 E-Mail: sekretariat@zentralrat.de Internet: www.islam.de

Muslimische Organisationen, die eine hohe Anzahl von Muslimen betreuen [*]

Türkisch-islamische Union der Anstalt für Religion (DITIB)

Betreuung einer beträchtlichen Anzahl an türkischen Moscheegemeinden. Auslandsorganisation des Präsidiums für religiöse Angelegenheiten der türkischen Republik (T.C. Diyanet İşleri Başkanlığı)

Adresse: Venloerstr. 160
50823 Köln
Tel: 0221-579820
Fax: 0221/515892
E-Mail: info@diyanet.org
Internet: www.diyanet.org

Islamische Gemeinschaft Milli Görüş e.V. (IGMG)

Betreuung zahlreicher vor allem türkischer Moscheegemeinschaften

Adresse: Boschstrasse 61-65
50171 Kerpen
Tel.: 02237-6560
Fax: 02237-656469
E-Mail: info@igmg.de
Internet: www.igmg.de

Verband der islamischen Kulturzentren e.V.

Betreuung zahlreicher, vor allem türkischer Moscheegemeinschaften

Adresse: Vogelsanger Str. 290
50825 Köln
Tel.: 0221-9544100
Fax: 0221-954410–68
E-Mail: islam@vikz.de
Internet: www.vikz.de

Union der Türkisch-Islamischen Kulturvereine in Europa e.V. (ATIB)

Betreuung zahlreicher, vor allem türkischer Moscheegemeinschaften

Adresse: Sachsenring 20
50677 Köln
Tel.: 0221-316010
Fax: 0221-323420
E-Mail: atib@atib.org
Internet: www.atib.org

[*] Die Reihenfolge folgt der Anzahl der Vereinsmitglieder. Quellen: REMID e.V., Zentralinstitut Islamarchiv Deutschland und Eigenangaben.

Alevitische Gemeinde Deutschland e.V.

Betreuung der alevitischen Gemeinden	Adresse: Stolberger Str. 317 50933 Köln Tel.: 0221-9498560 Fax: 0221-94985610 E-Mail: info@alevi.com Internet: www.alevi.com

Islamisches Zentrum Hamburg

Der Verband repräsentiert den schiitischen Islam iranischer Prägung. Betreuung der schiitischen Muslime	Adresse: Schöne Aussicht 36 22085 Hamburg Tel.: 040-221220 Fax: 040-2204340 E-Mail: info@islamisches-zentrum-hamburg.de Internet: www.islamic-centre-hamburg.de

Vereinigung islamischer Gemeinden der Bosniaken in Deutschland e.V. (VIGB e.V.)

Betreuung der bosnischen Moschee-gemeinden	Adresse: Haarbeckstr. 6 47475 Kamp-Lintfort Tel.: 02842-559728 Fax: 02842-55514 E-Mail: info@vigb.de Internet: www.vigb.net

Zentralinstitut Islam-Archiv-Deutschland e.V.

Die Archivierung von Dokumenten und Urkunden muslimischen Glaubens in Deutschland, die Herausgabe von Publikationen und die Förderung des Dialogs zwischen Christen und Muslimen	Adresse: Postfach 1528 59475 Soest Tel.: 02921-60702 Fax: 02921-65417 E-Mail: info@islamarchiv.de Internet: www.islamarchiv.de

ANHANG 4

ISLAMISCHE FESTE BIS ZUM JAHR 2008 (*)

	Opferfest	Beginn des Ramadan	Ramadanfest
2005	20.-23.Januar	05.Oktober	03.-05.November
2006	10.-13.Januar und 31.Dez.-03.Jan 2007	24.September	23.-25.Oktober
2007	20-23.Dezember	13.September	12.-14.Oktober
2008	08.-11.Dezember	01.September	30.Sept.-02.Okt.

(*) Quelle: T.C. Diyanet İşleri Başkanlığı

ANHANG 5

ISLAMISCHE GRABFELDER

Aachen

Westfriedhof I u. II	Vaalser Str. 334
Bestattung ohne Sarg möglich	52074 Aachen
Ruhefrist 20-30 Jahre, Wahlgräber verlb. (d.h. verlängerbar)	Tel.: 0241-432-1852

Ahlen

Ostfriedhof	Schachtstraße
Bestattung im Sarg vorgeschrieben	59229 Ahlen
Ruhefrist 30 Jahre, Wahlgräber verlb.	Tel.: 02382-62353

Augsburg

Friedhofsamt	Stadtberger Str. 80A
Bestattung im Sarg vorgeschrieben	86157 Augsburg
Ruhefrist 10 Jahre, Wahlgräber verlb.	Tel.: 0821-324-4026

Bad Kreuznach

Friedhof Bad Kreuznach	Mannheimerstr. 249
Bestattung im Sarg vorgeschrieben	55529 Bad Kreuznach
Ruhefrist 25 Jahre, Wahlgräber verlb.	Tel.: 0671-79 46 207

Berlin

Türkisch-Islamischer Friedhof	Columbiadamm 128
Şehitlik Moschee	10965 Berlin
Bestattung im Sarg vorgeschrieben	Tel.: 030- 6921118
Ruhefrist 20 Jahre, Wahlgräber verlb.	

Landschaftsfriedhof Gatow	Maximilian-Kolbe-Str.
Bestattung im Sarg vorgeschrieben	14089 Berlin
Ruhefrist 20 Jahre, Wahlgräber verlb.	

Bielefeld

Sennefriedhof Stadt Bielefeld	Brackweder Str. 80
Bestattung im Sarg vorgeschrieben	33647 Bielefeld
Ruhefrist 20 Jahre, Wahlgräber verlb.	Tel.: 0521- 51 69 69

Bochum

Hauptfriedhof	Immanuel-Kant-Str. 52
Bestattung im Sarg vorgeschrieben	44803 Bochum
Ruhefrist 25 Jahre, Wahlgräber verlb.	Tel.: 0234-910-9612

Bonn

Nordfriedhof	Kölnstraße
Bestattung im Sarg vorgeschrieben	53117 Bonn
Ruhefrist 15 Jahre, Wahlgräber verlb.	Tel.: 0228-77 2243

Bremen

Friedhof Neu-Aumund	Beckstr. 4
Bestattung im Sarg vorgeschrieben	28755 Bremen
Ruhefrist 25 Jahre, Wahlgräber verlb.	

Dormagen

Zentralfriedhof	Matthias-Giesen-Strasse
Bestattung im Sarg vorgeschrieben	41538 Dormagen
Ruhefrist 20 Jahre, Wahlgräber verlb.	Tel.: 02133-257863

Dortmund

Friedhof Dortmund	Am Gottesacker 25
Bestattung im Sarg vorgeschrieben	44143 Dortmund
Ruhefrist 50 Jahre	Tel.: 0231-562092-11

Duisburg

Duisburg-West	Kaldenhauser Str.
Friedhof Mühlenberg	47229 Duisburg
Bestattung im Sarg vorgeschrieben	Tel.: 02065-94125
Ruhefrist 20 Jahre, Wahlgräber verlb.	
Duisburg-Nord	Fiskusstr. 147
Friedhof Fiskusstrasse	47167 Duisburg
Bestattung ohne Sarg möglich	Tel.: 0203-582733
Ruhefrist 50 Jahre, Wahlgräber verlb.	
Duisburg-Mitte-Süd, Waldfriedhof	Düsseldorfer Str. 601
Bestattung im Sarg vorgeschrieben	47055 Duisburg
Ruhefrist 20 Jahre, Wahlgräber verlb.	Tel.: 0203-73875272

Düsseldorf

Südfriedhof	Am Südfrieddhof 16
Bestattung im Sarg vorgeschrieben	40221 Düsseldorf
Ruhefrist 20 Jahre, Wahlgräber verlb.	Tel.: 0211-8993952

Essen

Friedhof am Hallo	Hallostr. 120
Bestattung ohne Sarg möglich	45309 Essen
Ruhefrist, 25 Jahre Wahlgräber verlb.	Tel.: 0201-211382

Esslingen

Stadtteilfriedhof Sulzgries	73728 Esslingen a. N.
Bestattung im Sarg vorgeschrieben	Landenbergerstr. 50
Ruhefrist 20 Jahre, Wahlgräber verlb.	Tel.: 0711-35122780

Frankfurt a.M.

Parkfriedhof Heiligenstock	Friedberger Landstr. 647
Bestattung im Sarg vorgeschrieben	60389 Frankfurt am Main
Ruhefrist 20 Jahre, Wahlgräber verlb.	Tel.: 069-21238506

Freiburg

Friedhof St.Georgen	Tiengener Str. 6
Bestattung im Sarg vorgeschrieben	79111 Freiburg
Ruhefrist 15 Jahre, Wahlgräber verlb.	Tel.: 0761-2016638

Gelsenkirchen

Friedhof Hassel-Oberfeldingen	Hasseler Str. 100
Bestattung im Sarg vorgeschrieben	45896 Gelsenkirchen
Ruhefrist 25 Jahre, Wahlgräber verlb.	Tel.: 0209-639490

Gießen

Friedhof Rodtberg	Friedhofsallee 43
Bestattung im Sarg vorgeschrieben	35396 Gießen
Ruhefrist 25 Jahre, Wahlgräber verlb.	Tel.: 0641-3062633

Hamburg:

Friedhof Ohlsdorf	Fuhlsbüttler Str. 756
Bestattung ohne Sarg möglich	22337 Hamburg
Wahlgräber verlb.	Tel.: 040-593880

Friedhof Öjendorf	Manshardtstr. 200
Bestattung ohne Sarg möglich	22119 Hamburg
Wahlgräber verlb.	Tel.: 040-59388757

Hanau

Grünflächenamt Hanau	Birkenheimerstr. 2
Bestattung im Sarg vorgeschrieben	63450 Hanau
Ruhefrist 20 Jahre, Wahlgräber verlb.	Tel.: 06181-399123

Hannover

Stadtfriedhof Stöcken	Stöckener Str. 68
Bestattung im Sarg vorgeschrieben	30419 Hannover
Ruhefrist 20 Jahre, Wahlgräber verlb.	Tel.: 0511-16847635

Kamp-Lintfort

Waldfriedhof Dachsberg
Bestattung im Sarg vorgeschrieben
Ruhefrist 25 Jahre, bei Familiengrabstätten verlb.

Mühlenstraße 252-254
47462 Kamp-Lintfort
Tel.: 02842-943490

Karlsruhe

Hauptfriedhof Karlsruhe
Bestattung im Sarg vorgeschrieben
Ruhefrist 20 Jahre, Wahlgräber verlb.

Haid-und-Neu-Str. 35-39
76131 Karlsruhe
Tel.: 0721-133-6901

Kassel

Westfriedhof
Bestattung im Sarg vorgeschrieben
Ruhefrist 20 Jahre, einmalige Verlängerung um 5 Jahre

Heinrich-Schütz-Allee
34134 Kassel
Tel.: 0561-98395-0

Kiel

Städtischer Ostfriedhof
Bestattung im Sarg vorgeschrieben
Ruhefrist 25 Jahre, Wahlgräber verlb.

Klausdorfer Weg 277
24148 Kiel
Tel.: 0431-724433

Köln

Westfriedhof
Bestattung im Sarg vorgeschrieben
Ruhefrist 20 Jahre, Wahlgräber verlb.

Venloer Straße 113
50829 Köln
Tel.: 0221-501332

Krefeld

Friedhof Krefeld Elfrath
Bestattung ohne Sarg möglich
Ruhefrist 30 Jahre, Wahlgräber verlb.

An der Elfrather Mühle 115
47802 Krefeld
Tel.: 02151-475472

Leipzig

Ostfriedhof Leipzig
Bestattung im Sarg vorgeschrieben
Ruhefrist: 20 Jahre- Wahlgräber verlb.

Verlängerte Oststraße 119
04299 Leipzig
Tel.: 0341-8629190

Lübeck

Friedhof Waldhusen
Bestattung im Sarg vorgeschrieben
Ruhefrist 20 Jahre, Wahlgräber verlb.

Waldhusener Weg 2
23569 Lübeck
Tel.: 0451-1226749

Marburg

Hauptfriedhof
Bestattung im Sarg vorgeschrieben
Ruhefrist 25-30 Jahre, Wahlgräber verlb.

Marbacher Weg 26 a
35037 Marburg
Tel.: 06421-65535

Mönchengladbach

Hauptfriedhof	Viersener Str. 292
Bestattung im Sarg vorgeschrieben	41063 Mönchengladbach
Ruhefrist 25 Jahre, Wahlgräber verlb.	Tel.: 02161-256841

München

Neuer Südfriedhof	Hochäckerstraße 90
Bestattung im Sarg vorgeschrieben	81737 München
Familiengräber verlb.	Tel.: 089-23199-266
Waldfriedhof	Lorettoplatz 3
Bestattung im Sarg vorgeschrieben	81377 München
Familiengräber verlb.	Tel.: 089-23199-265
Westfriedhof	Baldurstr. 28
Bestattung im Sarg vorgeschrieben	80637 München
Familiengräber verlb.	Tel.: 089-23199-263

Münster

Waldfriedhof Lauheide	48127 Münster
Bestattung im Sarg vorgeschrieben	Tel.: 02504-9322-0
Ruhefrist 30 Jahre, Wahlgräber verlb.	

Neuss

Hauptfriedhof	Rheydter Str. 191
Bestattung im Sarg vorgeschrieben	41464 Neuss
Ruhefrist 30 Jahre, Wahlgräber verlb.	Tel.: 02131-90-8512

Nürnberg

Südfriedhof	Julius-Loßmann-Str. 53
Bestattung im Sarg vorgeschrieben	90469 Nürnberg
Ruhefrist 10 Jahre, Wahlgräber verlb.	Tel.: 0911-231-2407

Paderborn

Friedhof auf dem Dören	Im Dörener Feld 12
Bestattung ohne Sarg möglich	33100 Paderborn
Ruhefrist 30 Jahre, Wahlgräber verlb.	Tel.: 05251-58245

Reutlingen

Friedhof Römerschanze	Dietweg 41
Bestattung im Sarg vorgeschrieben	72760 Reutlingen
Ruhefrist 15 Jahre, Wahlgräber verlb.	Tel.: 07121-303-5740

Schwerte

Friedhof Schwerte	Schützenstr. 67
Bestattung im Sarg vorgeschrieben	58239 Schwerte
Ruhefrist: 25 Jahre- Wahlgräber verlb.	Tel.: 02304-104-319

Sindelfingen

Hauptfriedhof	Hermann-Löns-Straße 12
Bestattung im Sarg vorgeschrieben	71063 Sindelfingen
Ruhefrist 25 Jahre, Wahlgräber verlb.	Tel.: 07031-7936320

Solingen

Waldfriedhof	Hermann-Löns-Weg
Bestattung im Sarg vorgeschrieben	42697 Solingen
Ruhefrist 20 Jahre, Wahlgräber verlb.	Tel.: 0212-74864

Soltau

Hauptfriedhof	Poststr. 12
Bestattung ohne Sarg möglich	29614 Soltau
Ruhefrist 25 Jahre, Wahlgräber verlb.	Tel.: 05191-820

Stuttgart

Hauptfriedhof	Steinhaldenstr. 52
Bestattung im Sarg vorgeschrieben	70378 Stuttgart
Ruhefrist 15 Jahre, Wahlgräber verlb.	Tel.: 0711-2164219

Witten

Hauptfriedhof	Pferdebachstr. 109
Bestattung im Sarg vorgeschrieben	58449 Witten
Ruhefrist 30 Jahre, Wahlgräber verlb.	Tel.: 02302-5813513

Wuppertal

Städtische Friedhöfe	Lohsiepenstr. 58
Bestattung im Sarg vorgeschrieben	42369 Wuppertal-Ronsdorf
Ruhefrist 20 Jahre, Wahlgräber verlb.	Tel.: 0202-563-7227

ANHANG 6

INTERNET

GESUNDHEITSINFORMATIONEN FÜR LAIEN IM INTERNET[1]

TÜRKISCHE E-HEALTH SEITEN

Internetseiten zu allgemeinen Gesundheits- und Krankheitsthemen

www.ailem.com
www.dermanbul.com
www.doktorumonline.net
www.e-kolay.net/saglik
www.habersaglik.com
www.hastarehberi.com
www.hekimce.com
www.populermedikal.com
www.revir.com
http://saglik.tnn.net
www.saglik.gov.tr
http://saglik.tr.net
www.saglikbilgisi.com
http://saglikrehberi.sitemynet.com
www.saglikvakfi.org.tr
www.tip2000.com
www.tiprehberi.com

(1) Für den Inhalt dieser Internetseiten sind allein deren Herausgeber verantwortlich. Der Verfasser dieses Buches übernimmt keine Verantwortung für den Inhalt der medizinischen Informationen bzw. Ratschläge.

Internetseiten zu bestimmten Krankheiten und spezifischen Gesundheitsthemen

Alternative Medizin	http://bitki.org/
	www.bitkisel-tedavi.com/
Augenheilkunde	www.dunyagoz.com/
	www.venividi.com.tr/
AIDS	www.aidsdernegi.org.tr
	www.aids.gen.tr
Alkoholkonsum	www.alkolmadde.com
Brustkrebs	www.meme-kanseri.com
Diabetes	www.diabservis.com
Diät	www.diyetimiz.com
	www.diyetweb.com
Drogen	www.uyusturucu.gen.tr
Frauenheilkunde	http://kadinsagligi.com/v2/
	www.jinekoloji.net
Hepatitis	www.hepatit.gen.tr
Kinderheilkunde und Kinder-Gesundheit	www.bebegimveben.com
	www.bebeginiz.com
	www.bebek.com
Kinderleukämie	www.losev.org.tr
Krebs	www.kanser.org
	www.turkcancer.org.tr
Lungen-Krankheiten	www.solunum.gen.tr
Mund- und Zahngesundheit	www.ailedental.com
Rauchen	www.sigara.gen.tr
Rücken-Krankheiten	www.omurga.org
Sexuelle Aufklärung	www.cinselsorunlar.com
Urologische Krankheiten	www.dralihatay.com.tr.tc
Psychische Krankheiten	www.psikiyatrist.net
Adressenliste der weiteren E-Health Seiten, unter „sağlık“	www.web-reyting.net unter „sağlık“

ARABISCHE E-HEALTH SEITEN

(Zusammengestellt von İrfan İnce)

Internetseiten zu allgemeinen Gesundheits- und Krankheitsthemen

www.arabmedmag.com
www.albalsem.com
www.feedo.net
web.fares.net/w/alrazi.net
www.tashafi.com
www.shefa-online.net
www.matar.4t.com
www.eamg-med.com/arabic/index.shtml
www.your-doctor.net
www.drcomputer.8m.net
www.sehha.com
http://web.fares.net/w/alrazi.net

Internetseiten zu bestimmten Krankheiten und spezifischen Gesundheitsthemen

Alternative Medizin	www.weqa.hawaaworld.com/index.php
	www.ashaab.net
	www.tabeae.com
	www.naturehomejo.com
Augenheilkunde	www.kkesh.med.sa/arabic_files/arabic_index.html
Cleft lip	www.saudicleft.com
Diabetes	www.diabetes-eg.com/arabic
	www.sukkary.com
Epilepsie	www.epilepsyinarabic.com
Frauen, Schwangerschaft und Kinder	www.lahaonline.com
	www.tabeebe.com/mag/index.php
Genetik	www.werathah.com
Geschlechtskrankheiten	www.drmhijazy.com
Gesunde Ernährung	www.khayma.com/tagthia/
Herzkrankheiten	www.heartdes.com
Kinder und Neugeborene	www.atfal.info

Kinderpsychiatrie	www.childguidanceclinic.com
Down Syndrome	www.bdss.org www.gulfkids.com
Hör- und Sprachbehinderte Kinder	www.sspaa.org
Kinderkrebs	www.adamcs.org
Krebs (Allgemein)	www.alamal.info
Krebs (Forum)	www.health.groups. yahoo.com/group/diabetes-in- egypt/
Leberkrankheiten	www.nhtmri.com
Organtransplantation	www.scot.org.sa/arabic/arabic- ver.html
Psychiatrie	www.nafsany.com/index.php www.bafree.net
Rauchen	www.sas-s.org/ar/index.php www.nosmoking.8m.com
Rheumatismus	www.drdia.com/drdia.php
Schönheitspflege, Frauengesundheit	www.mzunh.com
Schönheitsmedizin, Dermatologie	www.ssdds.org www.adamaclinics.com www.tajmeel.org
Schlaganfall	www.sagas.org.sa
Sterilität und Kinderwunsch	www.khosoba.com
Zahnkrankheiten und Pflege	www.asnane.com www.asnanak.net

PERSISCHE E-HEALTH SEITEN

(Zusammengestellt von Dr. Azra Pourgholam-Ernst)

Internetseiten zu allgemeinen Gesundheits- und Krankheitsthemen

www.salamatiran.com
www.irib.ir/presidency/medical1/html
www.parset.com
www.borzooyeh.com

Internetseiten zu bestimmten Krankheiten und spezifischen Gesundheitsthemen

Alkoholkonsum	www.boali.com
Diät	www.abcdiet.net
Drogen	www.hashemb.persianblog.com
Rauchen	www.boali.com
AIDS	www.geocities.com/mrkahrobayi
Brustkrebs	www.salamatiran.com
Diabetes	www.dr82.persianblog.com
Hepatitis	www.salamatiran.com
Kinderheilkunde und Gesundheit der Kinder	www.irib.ir/health/html/kid-home.htm
Kinderleukämie	www.irib.ir/health/html/kid-home.htm
Krebs	www.rouzbeh.net/rouzbeh/F_Cancerlist.htm
Mundhygiene und Zahnkrankheiten	http://www.iranoralhealth.com
	www.tehranpi.org/
Psychische Krankheiten	persian/about/who.htm
Lungen-Erkrankungen	www.salamatiran.com
Sexuelle Aufklärung	www.sexology.blogspot.com
Urologische Krankheiten	www.salamatiran.com

Weitere nützliche Internetseiten

www.doktorlar24.de
Das türkische Ärzte Online Portal; Verzeichnis türkischer Ärzte in Deutschland (Nach Fachbereichen und nach Bundesländern); Grundinformationen über einige Krankheiten in türkischer Sprache

www.drk.de/migrationsarbeit/inhalt.html
Informationen zur Migrationsarbeit des Deutschen Roten Kreuz

www.halal.de
Informationen für Muslime in deutscher Sprache über religiös erlaubte (Halal) Nahrung bzw. Substanzen

www.medknowledge.de/migration/adressen.htm
Informationen und Adressen zum Thema Migration, Migranten und Gesundheit

www.pflegenet.com/wissen/facharbeiten/leininger.html
Facharbeiten und Beiträge über transkulturelle Pflege und Interkulturalität in der Pflege

www.religion-online.info/islam/islam.html
Informationen über den Islam und Muslime in Deutschland

www.theology.de/page9.html#islam
Weitere Internetadressen zum christlich-islamischen Dialog

ANHANG 7

FALLBEISPIELE

Kommunikation

Fallbeispiel 1
Bei einer damals 23-jährigen türkischen Frau wird während ihrer zweiten Entbindung im Rahmen eines Kaiserschnitts eine Sterilisation durchgeführt. Vor der Entbindung sagte die Frau dem Arzt gegenüber „Nix Baby mehr", was vom Arzt als Wunsch nach Sterilisation aufgefasst wurde. Der Arzt hat sie über die Bedeutung und Folgen sowie Operationstechniken einer Sterilisation informiert. Nach der Aufklärung nickte die Patientin, die rudimentäre deutsche Sprachkenntnisse besaß, auf die Frage, ob sie alles verstanden habe. Einen Tag später wurde der Eingriff durchgeführt. Später verklagte die türkische Frau den Arzt auf Schmerzensgeld, da er sie ohne ihr Wissen sterilisiert habe.
Arbeitsfragen • Wie beurteilen Sie diese Patientenaufklärung vor einem chirurgischen Eingriff? • Wie hätte diese Informationsvermittlung Ihrer Meinung nach stattfinden sollen? • Was könnte Sterilität mit Berücksichtigung der religiös-kulturellen Wertvorstellungen für eine 23-jährige türkische Frau bedeuten?

Literatur

Erlinger, Rainer: *OLG München vom 14.2.2002 – „Nix Baby mehr"*, in: Der Anaesthesist, 7, 2003, S. 4.

Ilkilic, Ilhan: *Gesundheits- und Krankheitsverständnis der Muslime als Herausforderung für das deutsche Rechtswesen*, in: Globalisierung in der Medizin, Springer Verlag, Berlin 2003, S. 39-54.

Ilkilic, Ilhan: *Der muslimische Patient. Medizinethische Aspekte des muslimischen Krankheitsverständnisses in einer wertpluralen Gesellschaft,* Münster 2002, S. 63-82.

König-Ouvrier, Ingelore: *Grober Behandlungsfehler und Aufklärungspflicht. Neuere Gerichtsentscheidungen zur Arzthaftung,* in: Hessisches Ärzteblatt, 4/2003, S. 201.

OLG München, Urteil vom 14.02.2002 – 1 U 3495/012 -, VersR 2002, 717

Leiblichkeit, körperliche Integrität, Schamgefühl

Fallbeispiel 2

Eine 30-jährige muslimische Frau mit guten deutschen Sprachkenntnissen geht zu einem deutschen Hausarzt; sie trägt ein Kopftuch. Als Grußgeste streckt der Arzt ihr seine Hand entgegen, woraufhin sie nicht mit derselben Geste reagiert, was den Arzt irritiert. Sie macht den Arzt darauf aufmerksam, dass sie ihre Hand aus ihrer religiösen Überzeugung heraus nicht geben möchte und zukünftig medizinisch unnötigen körperlichen Kontakt vermeiden will. Als sie zum nächsten Mal beim Hausarzt erscheint, geschieht dasselbe wie vorher.

Arbeitsfragen

- Stellt sich die Frau nur an und sollte sie sich den deutschen Sitten anpassen?
- Woran könnte es liegen, dass der Arzt den Wunsch der Frau beim nächsten Mal nicht erfüllt?
- Wie soll er sich in Zukunft verhalten?

Literatur

Ilkilic, Ilhan: *Der muslimische Patient. Medizinethische Aspekte des muslimischen Krankheitsverständnisses in einer wertpluralen Gesellschaft,* Münster 2002, S. 79-82.

Ilkilic, Ilhan: *Der muslimische Patient. Zwei Fallbeispiele aus der transkulturellen Medizinethik,* in: Ethik und Unterricht, 4/2001, S. 41.

Speisevorschriften

Fallbeispiel 3
Einem unfreiwillig kinderlosen muslimischen Mann wird zu Therapiezwecken von einem deutschen Urologen ein Präparat verabreicht. Als er feststellt, dass dieses aus der Schweinepankreas gewonnen wird, bricht er die Therapie ab. „Was kann man von einem Menschen erwarten, der mit Hilfe eines Präparats, das Schweineanteile enthält, gezeugt wurde?" sagt er später. Da sein Vertrauen verletzt wurde, geht er nicht mehr zu diesem Urologen.
Arbeitsfragen • Ist das Verhalten des Mannes nachvollziehbar? • Wie beurteilen Sie die Kommunikation zwischen Arzt und Patient? • Ist Kinderlosigkeit eine Krankheit? • Wie hätte der Arztwechsel verhindert werden können?

Literatur

Ilkilic, Ilhan: *Der muslimische Patient. Medizinethische Aspekte des muslimischen Krankheitsverständnisses in einer wertpluralen Gesellschaft,* Münster 2002, S. 82-85.

Ilkilic, Ilhan: *Der muslimische Patient. Zwei Fallbeispiele aus der transkulturellen Medizinethik,* in: Ethik und Unterricht, 4/2001, S. 42.

Stellvertretende Entscheidung

Fallbeispiel 4

Ein 55-jähriger türkischer Muslim kam plötzlich zum Kreislaufstillstand. Die Reanimationsbemühungen führten zu einer gewissen Kreislaufstabilisierung. Es entwickelte sich später ein Mittelhirnsyndrom: fehlende Spontanatmung und keine Reaktion auf Reize. Dieses Bild änderte sich innerhalb von sechs Tagen unter Anwendung der üblichen Maßnahmen nicht. Der ärztliche Vorschlag gegenüber der Ehefrau und dem jüngeren Sohn, die Beatmung des Patienten im Hinblick auf die Aussichtslosigkeit seines inkurablen Grundleidens zu beenden und das natürliche Ende abzuwarten, stieß auf Verständnis. Zu diesem Zeitpunkt erschien der älteste – auswärts wohnende – Sohn. Er verlangte die Fortsetzung aller therapeutischen Maßnahmen. Die lebensverlängernden Maßnahmen wurden danach fortgeführt. Drei Tage später kam es durch plötzlichen Herzstillstand zum Tode des Patienten. Bei der Aufarbeitung des Falles stellte sich heraus, dass zwar die Laborwerte exakt eingetragen wurden, aber jede Dokumentation zu den Gesprächen mit den Angehörigen oder vorigen Wunschäußerungen des Patienten fehlte.

Arbeitsfragen

- Wie ist der Entscheidungskonflikt zwischen der Ehefrau und dem ältesten Sohn zu bewerten?
- Inwiefern hat die Ehefrau ihre Entscheidung frei getroffen?
- Haben dabei kultur- und sprachbedingte Kommunikationsprobleme oder das starke asymmetrische Verhältnis zwischen Ehefrau und Ärzte eine Rolle gespielt?
- Welche Bedeutung haben die knappen Ressourcen bei der Empfehlung der Ärzte gespielt?
- Wenn die Entscheidung der muslimischen Familie, die zu deren religiösen Wertesystem zurückzuführen ist, die Solidargemeinschaft finanziell belastet hätte, wie ist diese Belastung ethisch zu bewerten?

Literatur

Bobbert, Monika u. Mohr, M.: *Verzicht auf lebenserhaltende Maßnahmen*, Fall und Kommentare, in: Ethik in der Medizin, Bd. 11/2, 1999, S. 103-113.

Ilkilic, Ilhan: *Der muslimische Patient. Medizinethische Aspekte des muslimischen Krankheitsverständnisses in einer wertpluralen Gesellschaft*, Münster 2002, S. 91-119.

ANHANG 8

GLOSSAR (*)

Abdest: (arab. *Wudu*) Rituelle Waschung zur Durchführung von bestimmten rituellen Pflichten, wie z.B. dem Pflichtgebet.
Aleviten: Wörtl. „Von Ali (stammend)"; In der Türkei die Bezeichnung für die Nachfahren oder Anhänger einer aus dem anatolischen Volkstum hervorgegangenen Gemeinschaft, die ihre genealogischen Wurzeln im schiitischen Islam, ihre spirituellen Wurzeln aber in einem heterodoxen Sufismus hat. Manche Aleviten verstehen ihre Lehre heute nicht als Religion, sondern als eine eigene Weltanschauung.
Allah: Wörtl. „der Gott"; mit dem biblischen „El", „Eloh" und „Elohim" (arab. „Alahumma") verwandter arabischer Name des bestimmten Gottes.
Büyü: Schwarze Magie, Schadenszauber.
Cami: Moschee.
Derwisch: Mitglied eines islamischen mystischen Ordens, der ein Leben als Sufi führt.
Dua: Nichtritualisiertes Gebet; Bittgebet, freies Gebet.
Ecel: (arab. *Adschal*) Todesmoment.
Ezan: (arab. *Adhan*) Gebetsruf.
Farz: (arab. *Fard*) „obligatorisch"; Ausdruck für eine religiöse Pflicht.
Dschinn: Nach koranischer Lehre ist ein Dschinn ein aus reinem Feuer erschaffenes Geistwesen, das normalerweise für Menschen nicht wahrnehmbar ist. Die Botschaft des Korans richtet sich auch an sie. Im Volksglauben werden sie für bestimmte, v.a. psychische Krankheiten verantwortlich gemacht.
Gusül: (arab. *Ghusl*) Rituelle Ganzkörperwaschung; die Reinigung des gesamten Körpers durch ein Vollbad.
Hadith: Überlieferung über Aussagen und Handlungen des Propheten.
Hadsch: Verrichtung bestimmter, nur an festgelegten Tagen im Jahr möglichen Wallfahrtszeremonien in den heiligen Stätten in Mekka.
Halal od. **Helal**: Nach dem islamischen Glauben erlaubte und zulässige Handlungen und Dinge; z.B. „Halal-Fleisch" bedeutet nach islamischen Riten und Prinzipien geschlachtetes Fleisch, dessen Verzehr einem Muslim erlaubt ist.

(*) Die meisten Wörter stammen aus dem Arabischen. Aus pragmatischen Gründen wird hier die türkische Schreibform ausgewählt. Falls ein Begriff eingedeutscht ist, wird die deutsche Schreibweise benutzt (Quelle: Duden Fremdwörterbuch).

Haram: Bezeichnung für religiöse Verbote, die z.B. Reinheits- und Speisevorschriften oder für die Religion relevante Handlungen betreffen; das Gegenteil von Halal.

Hidschra: Auswanderung des Propheten Muhammed und seiner Gefährten von Mekka nach Medina im Jahre 622 n. Chr.; gilt als Beginn der islamischen Zeitrechnung.

Hoca: Traditioneller Heiler und Geistbeschwörer aus dem religiösen Milieu. Dieser Begriff wird unter den Türken auch als Synonym für Imam, Lehrer und Hochschullehrer benutzt.

Id-ul Adha (arab.): Opferfest.

Id-ul Fitr (arab.): Ramadanfest.

Imam: Vorbeter oder religiöser Gemeindeführer in der Moschee; auch geläufige Bezeichnung für das religiöse Oberhaupt der Schiiten.

Iman: Der Glaube.

Islam: Die dem Propheten Muhammad (570-632) im Koran offenbarte Religion, die die aufrichtige Hingabe zum einen Gott als Grundkonzept ewig gültiger Religion versteht; wörtl. „Hingabe [zu Gott]“

Kadi: Islam. Richter.

Kismet: Der einem Menschen vom Leben zukommende Anteil; Los; wird oft missverständlich als Synonym für Vorherbestimmung (*Qadar*), der der Mensch nicht entgehen kann, benutzt.

Koran: Das heilige Buch des Islam; wichtigste Quelle islamischer Lehren und Normen.

Kurban Bayramı (türk.): Opferfest.

Kader: (arab. *Qadar*) Vorherbestimmung, Schicksal.

Muezzin: Der Gebetsrufer.

Mufti: Muslimischer Rechtsgelehrter mit Kompetenz zur Erstellung von Rechtsgutachten.

Muska: Eine Art Amulett mit Gebetsformeln und evtl. mit Beschwörungen; im Volksglauben verbreitetes Schutzmittel gegen Dämonen oder Gegenmittel für Schadenszauber

Muslim (m.), **Muslima** (f.) oder **Muslimin**: Bezeichnung für Angehörige der Religionsgemeinschaft des Islam.

Namaz (pers./türk.): (arab. *Salāt*) Rituelles Pflichtgebet.

Nazar: Der böse Blick; im Volksglauben verbreitete Vorstellung eines v.a. aus Neid entstehenden unheilbringenden Blickes.

Nazar Boncuğu: Auf Kleidungsstücken getragener kleiner blauer Stein, der laut Volksglauben den „bösen Blick“ ablenken soll, um den Träger vor Unheil zu bewahren.

Oruç: (arab. *Saum*) Fasten.

Ramazan Bayramı (türk.): Ramadanfest (auch „Şeker Bayramı“, also „Zuckerfest“, genannt).

Sabır: Geduld.

Scharia: Das islamische Recht; auch Ausdruck für die Gesamtheit der aus den Glaubensquellen hergeleiteten Regeln einer Religion, so auch vor allem für den Islam. Betrifft sowohl rituelle oder sittliche als auch rechtliche Bereiche des Lebens der Muslime

Schiiten: Anhänger der Schia, d.h. der Partei von Ali. Sie halten den Vetter und Schwiegersohn des Propheten Ali für seinen rechtmäßigen Nachfolger. Innerhalb der Schiiten gibt es verschiedene Gruppierungen. Sie machen etwa 10% der Muslime aus.

Sufi: Muslimischer Mystiker.

Sunna: Allgemeine Bezeichnung für die Aussprüche, Handlungen und Lebensweise des Propheten Muhammed. Sie gilt als zweite Quelle religiöser Lehren und Normen nach dem Koran; wörtl. Tradition.

Sunniten: Anhänger der Sunna; Bezeichnung für die Anhänger der islamische Glaubensgemeinschaft, die den Propheten als entscheidende Autorität für das richtige Religionsverständnis und die Lebensweise versteht. Sie erkennen die vier sog. „rechtgeleiteten Khalifen" als Nachfolger des Propheten an und sie sind Angehörige der innerhalb dieser Tradition entstandenen vier Rechtsschulen.

Sure: Korankapitel.

Tasawwuf: Islamische Mystik.

Tawakkul: Gottvertrauen.

Tayammum: Vereinfachte und symbolische Form der rituellen Waschung, die mit der Berührung von Sand oder Erde vollführt wird. Dient als Hilfslösung beim Fehlen von Wasser oder im Falle einer gesundheitlichen Unverträglichkeit von Wasser.

Wudu (arab.): (türk. *Abdest*) Rituelle Waschung für das Pflichtgebet, s.o.

Zakat: Eine Art Vermögens- oder Luxussteuer zu Gunsten Armer und Bedürftiger; Armensteuer im Islam.

Ilhan Ilkilic, Dr. med./TR, Dr. phil., M.A., studierte Medizin, Philosophie und Islamwissenschaften. Er arbeitete als wissenschaftlicher Mitarbeiter am Interfakultären Zentrum für Ethik in den Wissenschaften der Universität Tübingen und am Zentrum für Medizinische Ethik des philosophischen Instituts an der Ruhr-Universität Bochum. Seit Januar 2005 ist er wissenschaftlicher Mitarbeiter am Institut für Geschichte, Theorie und Ethik der Medizin an der Universität Mainz.

Anschrift des Verfassers:

Institut für Geschichte, Theorie und Ethik der Medizin
Universität Mainz
Am Pulverturm 13
D-55131 Mainz